Marianne Wellershoff ist Journalistin, Autorin und Musikerin. Sie hat ein Studium der Psychologie abgeschlossen, mehrere Bücher geschrieben und arbeitet als Autorin beim SPIEGEL. Wellershoff beschäftigt sich mit Themen aus Wissenschaft, Kultur und Gesellschaft und ist Blattmacherin der Magazine SPIEGEL WISSEN und SPIEGEL COACHING. Sie ist Herausgeberin der Mein-Coaching-Reihe, die seit 2021 bei Penguin Taschenbuch erscheint.

Außerdem von Marianne Wellershoff lieferbar:

Ich fühl mich wohl – Ziele erreichen, Gewicht halten, mehr bewegen
Ich kenne mich – Emotionen verstehen, Kindheit entschlüsseln, Menschenkenntnis verbessern
Ich schaff das schon – Krisen überwinden, Stress reduzieren, zu Hause wohlfühlen
Ich komm weiter im Job – Stärken erkennen, Blockaden lösen, Veränderungen meistern
Ich bleib fit im Kopf – Gedächtnis trainieren, geistig jung bleiben, erfüllt leben
Ich lebe bewusst – Entspannt fasten, digital entschleunigen, nachhaltig leben

www.penguin-verlag.de

Marianne Wellershoff (Hg.)

Ich *überwinde* meine Angst

MIT ÄNGSTEN UMGEHEN, RESILIENZ STÄRKEN, MUTIG HANDELN

3 Selbsttests und Trainingsprogramme
für ein positives Mindset –
mein Coaching

PENGUIN VERLAG

Die Texte dieses Buches wurden neu zusammengestellt und sind bereits in den Magazinen *Alles auf neu! Sechs Trainingsprogramme für ein bewusstes Leben* (01/2022) und *Ich sorge gut für mich Sechs Trainingsprogramme für ein zufriedenes Leben* (01/2023) aus der Reihe SPIEGEL COACHING erschienen.

FSC www.fsc.org
MIX
Papier | Fördert gute Waldnutzung
FSC® C014496

Penguin Random House Verlagsgruppe FSC® N001967

1. Auflage 2023

Umschlaggestaltung: Favoritbuero, München
Umschlagabbildung: © Shutterstock
Satz: Satzwerk Huber, Germering
Druck und Bindung: GGP Media GmbH, Pößneck
Printed in Germany 2023
ISBN 978-3-328-10997-6

www.penguin-verlag.de

Inhalt

Vorwort

»Wo die Angst ist, da geht es lang« – dieses Zitat wird dem Psychotherapeuten Günter Ammon zugeschrieben. Angst ist ein sehr unangenehmes, aber auch ein sehr wichtiges Gefühl. Egal, ob uns schon mulmig bei der Vorstellung wird, vor einer Gruppe von Menschen zu sprechen, ob wir Angst haben, verlassen zu werden, oder uns nicht trauen, einen Lebenstraum zu verwirklichen: Die Angst zeigt an, wo unsere Potenziale stecken und wo wir uns weiterentwickeln können.

Dafür aber braucht es Mut, denn dieser liefert uns die nötige Energie, um aktiv zu werden. Mut meint dabei nicht naives, unreflektiertes und sorgloses Handeln, sondern Mut bedeutet: Man geht bewusst ein Risiko ein, weil das Ziel dieses Risiko wert ist. Anders gesagt: In jedem mutigen Menschen steckt jemand, der seine Ängstlichkeit überwunden hat.

Angst und Mut sind also zwei Seiten derselben Medaille. Dass man die Angst hinter sich lassen kann, zeigt, dass sie keine zementierte Persönlichkeitseigenschaft ist. Mit Selbstbeschreibungen wie »Ich bin ein ängstlicher Mensch« verstellen wir uns selbst den Weg zu einer Veränderung.

In diesem Buch finden Sie drei Checks und drei einfach umzusetzende Trainingsprogramme, die Ihnen helfen, Barrieren hinter sich zu lassen: »Ängste verstehen und überwinden«, »Innere Stärke gewinnen« und »Pläne entwickeln und verwirklichen«. Die Diplom-Psychologin Anne Otto, die Burn-out-Präventions-Spezialistin Carola Kleinschmidt und die SPIEGEL-COACHING-Autorin Maren Keller haben die Selbsttests und Coachings entwickelt. Sie wurden dabei von verschiedenen Expertinnen beraten.

Den Mut zu aktivieren, der in Ihnen steckt – das ist das Ziel dieses Buches. Die Trainingsprogramme begleiten Sie auf diesem Weg.

Tipp: Besorgen Sie sich ein Notizbuch, und führen Sie ein Journal zu den Coachings, in dem Sie Ihre Gedanken, Erfahrungen und Vorhaben festhalten.

KAPITEL 1

Mit Angst umgehen

Die verwundete Seele

Wissenschaft und Forschung entschlüsseln, was die Psyche krank macht. Und wie Gene und Umwelt beeinflussen, ob wir an Krisen und Herausforderungen zerbrechen oder wachsen können.

Von Carola Kleinschmidt

Psychische Probleme sind heute alltäglich. Der Stress, die Einsamkeit, die Pandemie können unsere Seele ins Schlingern bringen. Dennoch bedeutet dies nicht, dass uns große Belastungen automatisch psychisch ans Limit führen. Ständig sind wir mit neuen Seelennöten konfrontiert. Der Kollege erzählt von seinen Panikattacken. Die Chefin outet sich mit Burn-out. Tante und Cousin kämpfen mit Depressionen. Hört man sich um, kann man den Eindruck gewinnen, dass psychische Leiden in den vergangenen Jahren explosionsartig zugenommen haben. Jahr für Jahr nennen auch die großen Krankenkassen neue Höchstwerte. 2,46 Fehltage gingen laut Techniker Krankenkasse im Jahr 2012 auf psychische Erkrankungen zurück, 2022 waren es 3,33. Das war doch vor wenigen Jahren noch anders, oder?

Georg Juckel ist Professor für Psychiatrie und Psychotherapie an der Ruhr-Universität Bochum und Experte für Präventivmedizin. Kurz: Er hat den Überblick. Für Juckel ist klar: »Früher ging man zum Arzt, weil man Rücken oder Bluthochdruck hatte.« Und weil die Leute lieber über ihre körperlichen Schwierigkeiten klagten, statt von seelischen Problemen wie Ängsten, Niedergeschlagenheit oder Schlafstörungen zu erzählen, fiel auch die Diagnose entsprechend aus. Heute sind die Menschen eher bereit, ihrem Arzt auch von ihrem Stress und den schlaflosen Nächten zu berichten, die mit den Rückenschmerzen einhergehen. So kommt die psychische Komponente vieler körperlicher Erkrankungen auf den Tisch. Und damit die zugehörigen Diagnosen wie etwa Depression oder Angststörung. »Früher lag über seelischem Leid ein stärkeres Tabu«, sagt Juckel. Die Psyche blieb Privatsache. »Heute kommt die Verteilung der Diagnosen näher an das ran, was in der Bevölkerung wirklich los ist.« Befeuert wurde der Trend von Promis und Berühmtheiten aus Sport, Kultur und Politik, die von ihren mentalen Problemen erzählen. Wie zum Beispiel Tennisstar Naomi Ōsaka. Die Weltklassesportlerin sagte Wettkämpfe erneut ganz offiziell mit der Begründung ab, dass ihre psychische Gesundheit eine Pause von der Anspannung brauche. Sie leide an Depressionen und sozialer Phobie. Eine Ansage mit Signalwirkung.

Doch längst sind nicht alle mentalen Probleme so akzeptiert wie seelische Erschöpfung oder Ängste: »Wir sind noch nicht so weit, dass ein Politiker sich mit Schizophrenie oder als trockener Alkoholiker outen würde«, erklärt Präventionsfachmann Juckel. Offenheit wäre aber der wünschenswerte Umgang mit jeder seelischen Erkrankung. Denn das Verheimlichen und Vertuschen macht die seelische Not meist noch schlimmer. Solange allerdings Betroffene mit Nachteilen zu rechnen haben, wenn ihr Leiden öffentlich wird, schweigen viele lieber.

Doch was sind die Ursachen psychischer Probleme? Was macht die Seele krank? Gibt es klare Auslöser? Kann es jeden treffen? Oder gibt es die anfällige Seele? Psychische Beschwerden gehören zu den häufigsten gesundheitlichen Problemen überhaupt, die zu Krankschreibung führen – direkt nach Herz-Kreislauf-Leiden und Erkrankungen des Muskel- und Skelettsystems. Mehr als ein Viertel der Deutschen erkrankt jedes Jahr an einem psychischen Leiden. Zu den häufigsten Beschwerden zählen Angststörungen, Alkoholsucht, Depressionen, Zwangsstörungen sowie psychosomatische Beschwerden und Stressleiden, berichtet das Robert Koch-Institut. Viele fürchten immer noch Ausgrenzung und berufliche Nachteile oder schlicht, dass sie als schwach abgestempelt werden, wenn sie über ihre Erkrankung sprechen. Dabei sind viele psychische Leiden heute gut zu behandeln. Allen voran Ängste, aber auch leichte und mittelschwere Depressionen.

Psychiater skizzieren die Gesundheit unserer Seele dabei gern als Grafik in einem Gitternetz: Die x-Achse steht für unsere genetische Ausstattung, unsere Anlage. Viele Faktoren, die unsere mentale Stärke – oder Empfindlichkeit – bestimmen, haben mit unseren Anlagen zu tun. Manche Menschen tragen beispielsweise bestimmte Risikogene für Schizophrenie oder Depression in ihrem Erbgut. »Es gibt Personen, die von Natur aus ein gewisses Risiko für psychische Probleme haben«, erklärt Juckel. Diese Anlagen, von Fachleuten auch Vulnerabilität genannt, können auch durch die Erfahrungen, die wir als Embryo im Mutterleib gemacht haben, beeinflusst werden. Studien zeigen beispielsweise, dass Babys, deren Mütter in der Schwangerschaft extremen Stress erlebten, von Geburt an empfindlichere Stresssensoren haben. »Alles, was der Embryo erfährt, beeinflusst maßgeblich sein Nervengeflecht und damit auch seine psychische Ausstattung«, erklärt Juckel.

Auf der zweiten Achse des Gitternetzes, der y-Achse, finden sich die Einflüsse der Umwelt, die auf uns einwirken. In Kindertagen sind Eltern, Geschwister, die Familie und das direkte Umfeld die wichtigsten Einflussfaktoren. Wenn wir älter werden, zählen die Herausforderungen des Lebens zu den Umweltfaktoren, die unsere Psyche beeinflussen: Krisen meistern, scheiternde Beziehungen verarbeiten – das Leben fordert uns permanent. Psychiater fassen die Umweltanforderungen auch unter dem Begriff »Stress« zusammen.

Unsere seelische Gesundheit legt sich nun in dieses Gitternetz: Menschen mit niedriger Vulnerabilität gehen auch durch schwere Krisen, ohne Schaden zu nehmen. Sie verarbeiten vielleicht den Tod eines nahen Menschen, eine Scheidung oder Kündigung, ohne dass ihre Seele dauerhaft leidet. Menschen mit hoher Vulnerabilität laufen dagegen bereits bei moderaten Stressereignissen Gefahr, dass ihre Psyche kippt. Schlafmangel oder ein Konflikt mit Kollegen löst vielleicht eine depressive Verstimmung aus und lässt womöglich sogar schwere psychische Erkrankungen aufflackern. Juckel nennt ein Beispiel: In seiner Praxis behandelte der Psychiater einen Koch, der an Psychosen litt. Er hatte immer wieder Phasen, in denen er unter Halluzinationen und Wahnvorstellungen litt. »Dieser Mann lebte unter extrem stressigen Bedingungen, musste um sechs Uhr morgens zum Großmarkt und arbeitete bis Mitternacht«, erzählt Juckel. Gerade bei Psychosepatienten ist bekannt, dass Stress und Schlafmangel die Krankheit verschlimmern. Juckel: »Der Mann schulte zum Bürokaufmann um, und die Krankheit trat nicht mehr so stark und so häufig auf.«

Vor allem der Stress, den wir in Kindertagen erleben, beeinflusst unsere psychische Gesundheit ein Leben lang. Denn Kinder und Jugendliche reagieren empfindlicher auf hohe Stressbelastungen als Erwachsene. Zum einen entwickelt sich ihr Gehirn noch, und Stress kann diese Entwicklung nachhaltig schädigen. Zum anderen sind sie abhängig von der Fürsorge Erwachsener – und Vernachlässigung oder Gewalt lösen extremen Stress aus. »Für Kinder ist die Erfahrung, versorgt und geliebt zu werden, elementar«, erklärt die Psychologin und Psychotherapeutin Stefanie Stahl und ergänzt: »Sie ist die Basis für die Selbstwertentwicklung.« Wird dieses Bedürfnis ständig frustriert, entwickeln schon Kinder Selbstwertprobleme und Schutzmechanismen, die lebenslang zu Problemen führen können. »Manche Kinder gewöhnen sich an, sich immer anzupassen und anderen unterzuordnen. Andere grenzen sich übermäßig ab oder hören auf, sich Menschen zu öffnen.« Diese Bewältigungs- oder Copingstrategien, die in der Kindheit in gewisser Weise lebensrettend waren, nehmen wir häufig in unser Erwachsenenleben mit. Doch dort können sie dann eher schädlich wirken. Denn Rückzug genauso wie übermäßige Anpassung machen eine Stresssituation vielleicht kurzfristig erträglich, aber langfristig lösen sie keine Probleme. »Ungünstige Copingstrategien können psychische Erkrankungen auslösen oder am Laufen halten«, erklärt Stahl. Menschen mit sehr belastenden Kindheitserfahrungen haben oft ein niedriges Selbstwertgefühl und entwickeln häufiger als andere wenig psychische Widerstandskraft oder Resilienz. Auch Alkohol- oder Spielsucht ist vielfach eine Folge von ungünstigen Bewältigungsstrategien.

Die gute Nachricht lautet: Bewältigungsstrategien sind veränderbar. Man kann Resilienz wie einen Muskel trainieren. Jeder Mensch kann mit etwas Übung und Reflexion seinen Umgang mit Belastungen verbessern – und damit das Risiko senken, dass psychische Stressoren eine Krankheit auslösen. »Deshalb sehe ich es als die zentrale Aufgabe von uns Psychiatern und Psychotherapeuten, die Menschen dabei zu unterstützen, ihre Belastbarkeit und Resilienz zu stärken«, sagt Seelenexperte Juckel.

Auch unser Umfeld spielt eine große Rolle dabei, wie gut oder schlecht wir mit Belastungen umgehen können. Die persönliche Belastbarkeit kommt beispielsweise schneller an ihre Grenzen, wenn das soziale Umfeld fehlt. »Soziale Unterstützung spielt eine enorme Rolle bei der Entstehung psychischer Erkrankungen«, sagt der Psychiater und Psychotherapeut Andreas Heinz, Direktor der Klinik für Psychiatrie und Psychotherapie an der Charité Berlin. So sind die Psychoseraten bei Menschen mit Migrationshintergrund, die in einem Land zur Minderheit zählen, auffällig erhöht. »Sie steigt, je weniger Menschen gleicher Kultur in der Nachbarschaft leben«, so Heinz. Das soziale Umfeld prägt offensichtlich sehr, ob wir uns sicher und aufgehoben fühlen – und bildet eine unverzichtbare Basis für seelische Stärke.

Das seelische Leid, das die Coronakrise auslöste, weist ebenfalls in diese Richtung. Mit der sozialen Distanzierung brach bei vielen eine der wichtigsten Quellen für seelische Stabilität weg. Sei es, weil man wegen des Homeoffice fast niemanden sah, sei es, dass man wegen geschlossener Schulen zu Hause viel zu viele soziale Herausforderungen und wenig soziale Unterstützung hatte. »In solchen extremen Zeiten kommen vor allem die empfindlicheren Menschen an ihre Grenze«, erklärt der Psychiater. Vor Corona konnten sie mit Copingstrategien wie etwa einem stabilen Freundeskreis, Sport und Hobbys den Belastungen etwas entgegensetzen. Das fiel über Monate weg. »Die Menschen sind an ihre Belastungsgrenze gekommen, sodass wir in den Praxen und Kliniken jetzt vermehrt Ängste und depressive Verstimmungen sehen.«

Allerdings war diese Entwicklung voraussehbar. Krisenforscher wie die US-Psychiater Joshua Morganstein und Robert Ursano von der Uniformed Services University in Bethesda konnten in ihrer Übersichtsstudie zeigen, dass Umwelt- und Gesundheitskatastrophen der vergangenen Jahrzehnte im Nachklapp die Zahl der psychischen Probleme in der Bevölkerung stark ansteigen ließen. Vor allem Depressionen, Ängste und Süchte nehmen zu.

Manche seelischen Probleme sind allerdings stärker von der Veranlagung als von der Umwelt abhängig. Sie stehen sozusagen auf der x-Achse ganz links. Auch ohne besonderen Umweltstress erkranken die Menschen. »Bei Schizophrenie, bipolaren Störungen und ADHS sind die genetischen Faktoren sehr hoch«, erklärt Stephan Ripke, Experte für die Genetik psychiatrischer Erkrankungen an der Charité in Berlin. »Bei Depressionen, Angsterkrankungen oder traumatischen Belastungsstörungen spielt die Vererbung ebenfalls eine Rolle, der Anteil liegt aber eher im Bereich von 30 bis 50 Prozent.«

Dabei ist die Sache mit der Genetik nicht so simpel, wie die Prozentzahlen vermuten lassen. Ripke gehört zu einem internationalen Forschungsteam, das die genetischen Grundlagen der Schizophrenie und vieler anderer psychischer Erkrankungen untersucht. »Alle häufigen psychischen Erkrankungen sind polygenetischen Ursprungs«, erklärt Ripke. Es gibt also nicht ein einzelnes Gen, das für die jeweilige Erkrankung verantwortlich ist. Die Erblast ist auf mehrere Gene verteilt – je nach Erkrankung können das 100 und mehr sein. »Inzwischen kennen wir beispielsweise 300 Genloci, die mit Schizophrenie korrelieren«, erklärt Ripke. Menschen, die erkranken, weisen an diesen Stellen im Erbgut bestimmte Veränderungen auf. »Nur wenn sehr viele dieser kleinen Veränderungen zusammenkommen, erhöhen sie das Risiko für den Ausbruch der Krankheit.«

Vorstellen kann man sich das in etwas so: Gene codieren die Produktion von Eiweißen, aus denen wiederum beispielsweise Botenstoffe oder Rezeptoren für Botenstoffe entstehen. Eine bestimmte Genvariation führt etwa dazu, dass Rezeptoren für bestimmte Botenstoffe sensibler oder weniger sensibel reagieren. Oder dass die Produktion von Botenstoffen leicht erhöht oder erniedrigt ist. Erst das Zusammenspiel von sehr vielen solcher Miniveränderungen scheint bestimmte Krankheiten zu begünstigen.

Dies würde auch erklären, warum schwere psychische Erkrankungen wie Schizophrenie oder Depressionen nicht durch die Evolution mit der Zeit verschwinden. Schließlich bedeuten gravierende psychische Probleme in der Regel auch weniger Nachkommen – eigentlich ein K.-o.-Kriterium für die Weitergabe von Genen. Doch wenn die einzelnen Genveränderungen unter eine gewisse Effektgröße fallen, verlieren Ausleseprozesse der Evolution an Wirkung.

Studien, wie Ripke sie durchführt, sind erst seit einigen Jahren möglich. Vor allem weil die Entschlüsselung eines Genoms so günstig geworden ist: Speichelprobe einschicken – und das Labor sequenziert. »Heute können wir mit riesigen Datensätzen arbeiten«, freut sich Ripke. Und so verdichten sich Erkenntnisse in rasantem Tempo.

Ein anderer, ebenfalls recht neuer Forschungszweig beschäftigt sich mit der Frage, was eigentlich auf Zellebene genau passiert, wenn die Umwelteinflüsse die Psyche zum Kippen bringen. Katharina Domschke ist eine Vorreiterin auf diesem Gebiet und erklärt: »Die Umwelt spricht über die Epigenetik in gewisser Weise mit der Genetik.« Die Ärztliche Direktorin der Klinik für Psychiatrie und Psychotherapie an der Uniklinik Freiburg hat viele Studien zur Epigenetik durchgeführt und konnte zeigen, dass Umwelteinflüsse Veränderungen in der Genaktivität bewirken, die mit bestimmten psychischen Erkrankungen korrelieren.

Zum Beispiel kann man bei Menschen, die unter Panikattacken leiden, einen Mangel an den Botenstoffen Adrenalin und Serotonin im Gehirn nachweisen. Die Botenstoffe scheinen schneller als bei anderen Menschen abgebaut zu werden. Die Ursache dafür ist vermutlich unter anderem ein gewisser Überschuss des Enzyms Monoaminoxidase-A (MAOA), das die Botenstoffe abbaut. Domschke und ihre Kollegen konnten nun zeigen, dass Umwelteinflüsse das Gen, das für die Produktion der MAOA zuständig ist, aktivieren können. »Man kann sich das ein wenig so vorstellen, dass die Gensequenz durch eine umweltbedingte Demethylierung freigelegt und verstärkt abgelesen wird«, erklärt Domschke. »Dabei wird dem Gen sozusagen das Schutzmützchen abgezogen.« Ähnliche Wirkmechanismen der Epigenetik spielen auch bei anderen psychischen Erkrankungen wie Zwangsstörungen und Depressionen eine Rolle, vermuten Domschke und ihre Kollegen.

»Interessanterweise sind unsere Erkenntnisse auch eine wissenschaftliche Bestätigung für die Wirkung von Psychotherapie«, erklärt Domschke. In ihren Studien konnte sie zeigen, dass sich in einer erfolgreichen Psychotherapie bei Angstpatienten wieder ein Schutzmantel auf die Gensequenzen der MAOA legt – und sich dadurch womöglich der Stoffwechsel im Gehirn normalisiert. Die Ärztin und Wissenschaftlerin Domschke sieht darin eine sehr hoffnungsfrohe Botschaft für Betroffene. Denn es ist ein weiterer Hinweis darauf, wie flexibel unser psychisches System ist – und dass auch eine Seele, die aus dem Lot geraten ist, wieder in die Balance finden kann.

»Es ist okay, nicht jeden Tag zu funktionieren«

Viele Menschen leiden an Panikattacken – wenige reden darüber. Hier berichten drei Menschen, was ihnen in solchen Krisenmomenten hilft.

Von Matthias Kreienbrink

Erhöhter Herzschlag, Schweißausbruch, Panik – die Symptome von Angststörungen sind recht ähnlich, ihre Auslöser jedoch sehr unterschiedlich. Manche Betroffene haben Phobien, sie fürchten sich vor Spinnen, vor Fahrten im Lift, vor Krankheiten oder Situationen, in denen sie vor anderen Menschen sprechen müssen. Dann gibt es noch die generalisierte Angststörung, sie äußert sich in allgemeiner Angst, Sorge und Grübeleien.

Etwa zwölf Millionen Menschen in Deutschland leiden zumindest einmal im Leben unter einer Angststörung. Die Weltgesundheitsorganisation nennt Angst als zweithäufigste psychische Erkrankung (nach der Depression). Doch oft wird diese gar nicht erkannt. Dadurch kann chronisches Leid entstehen, das das Leben immer schwieriger macht. Zugleich spricht kaum jemand offen darüber. Angst ist ein Tabu, das in Psychotherapiepraxen oder Psychiatrien verhandelt wird.

Doch so wie es unterschiedliche Arten der Angst gibt, so gibt es auch unterschiedliche Möglichkeiten, diese zu besiegen. Bei Phobien ist eine verhaltenstherapeutische Behandlung erfolgversprechend, bei der generalisierten Angststörung kann ein tiefenpsychologisches Verfahren helfen, es gibt Medikamente. Entspannungstechniken können die Emotionen herunterregeln. Genauso wichtig ist es aber auch zu lernen, mit dieser Angst im Alltag umzugehen. Dazu gehört Arbeit – an sich selbst, an den Lebensumständen. Im besten Fall kommt man dann auch den Ursachen für die Erkrankung auf die Spur. Im Folgenden berichten drei Menschen, was ihnen bei ihrer Angststörung geholfen hat.

Katharina, 24, Rechtsanwaltsangestellte

»Seit ich 17 war, muss ich funktionieren. Kontakt zur Familie hatte ich damals keinen mehr, habe bei einer Freundin gewohnt, musste mein eigenes Geld verdienen. Seitdem hat sich mein Leben wie ein großes Aufholrennen angefühlt. Alles wollte ich perfekt machen, mir und allen in meiner Umgebung beweisen, dass ich fähig bin. Immer viel arbeiten, nebenbei noch Ehrenämter machen.

Im Sommer 2019 hatte ich zum ersten Mal das Gefühl, an einem Punkt zu sein, an dem es mir gut geht – und dann kam der Zusammenbruch. In einem Einkaufszentrum bekam ich eine Panikattacke. Plötzlich bemerkte ich die Lautstärke um mich herum, die vielen Leute, ihre Gespräche. Ich bekam Herzrasen, war extrem aufgekratzt, verlief mich noch auf dem Weg nach draußen.

Meine Hausärztin schrieb mich erst mal eine Woche krank und gab mir eine Überweisung zur Psychotherapie. Ich hatte Glück und musste nur zwei Monate warten, bis ich einen Platz fand. Das war im Oktober des vergangenen Jahres. Doch selbst in der kurzen Zeit habe ich schon viel über mich gelernt. Dass ich mir Raum geben muss zum Nachdenken. Dass es okay ist, nicht jeden Tag zu funktionieren.

Ich habe offen mit meinen Arbeitskollegen darüber gesprochen. Wenn mir auf der Arbeit nun einmal nicht so gut ist, mache ich eine Pause, atme tief durch, hole mich selbst raus. Und wenn es dann immer noch nicht läuft, gehe ich nach Hause. Meine Arbeitszeit habe ich auf 80 Prozent reduziert, einige Ehrenämter wieder abgegeben.

Ein Schlüsselmoment wird mir wohl noch lange im Kopf bleiben. Ich sollte für die Psychotherapie eine Straßenkurve aufzeichnen. Die Frage war: Was bringt mich wann aus der Ruhe? Ich habe diese Kurve falsch aufgezeichnet und mich dafür immer wieder bei meiner Psychologin entschuldigt. Etwas falsch gemacht zu haben – das war für mich einfach unverzeihlich. Meine Psychologin schaute mich nur an und versicherte mir, dass das nicht schlimm sei. Wir beide verstanden in dem Moment etwas besser: Ich habe Angst davor, nicht genug zu sein.«

Tobias, 41, Onlinemarketing-Experte

»Drei Dinge haben mir auf meinem Weg aus den Angststörungen besonders geholfen: Zunächst waren es Medikamente, damit ich wieder am Leben teilnehmen konnte. Dann arbeitete ich an meinem Schlaf. Und zuletzt besann ich mich auf ein altes Hobby.

Im März 2017 war ich beruflich auf einem Workshop in einem kleinen Ort außerhalb meiner Heimatstadt Nürnberg. In der Mittagspause fühlte ich mich unwohl und ging an die frische Luft. Die anderen Teilnehmer des Workshops fanden mich auf dem Boden liegend, tief in einer Panikattacke gefangen. Sie riefen den Notarzt.

Danach ging die Suche nach Ursachen los. Ich lief von Arzt zu Arzt, und alle sagten mir, dass es mir doch eigentlich gut gehe. Ich dachte an Dinge wie einen Gehirntumor, weil ich seit dem Zeitpunkt öfter unter Angst und Schwindel litt. Ein gutes Jahr später hatte ich einen so starken Panikanfall, dass ich zu Hause zusammengebrochen bin. Ich war allein, meine Frau mit Kind gerade bei den Schwiegereltern, und ich dachte nur noch eines: So will ich nicht weiterleben.

Zum Glück fand ich mithilfe meiner Frau den Weg zu einem Psychiater. Sie musste den Termin machen, ich war dazu nicht in der Lage. Der Arzt sagte mir, dass etwas mit den Botenstoffen in meinem Gehirn nicht stimme. Und er sagte vor allem etwas sehr Wichtiges: ›Das bekommen wir wieder hin.‹ Von da an änderte sich alles zum Positiven. Er verschrieb mir Antidepressiva, die es mir ermöglichten, erstmals wieder ohne Panikattacken den Alltag zu bewältigen.

Mein Leben lang bin ich schon unruhig, kann nicht abschalten, mein Kopf arbeitet immer, ist nie im Hier und Jetzt. Dadurch habe ich, um ein wenig entspannen zu können, am Wochenende oft zu viel Alkohol getrunken. Dadurch konnte ich schlechter schlafen – und so schaukelte sich das alles immer weiter hoch. Ein wichtiger Schritt war es für mich daher, jeden Abend um 21.30 Uhr ins Bett zu gehen. Damit nehme ich mir selbst den Druck, direkt einschlafen zu müssen.

Vor dem Einschlafen spiele ich oftmals noch ein Spiel auf meiner Nintendo Switch. Denn Videospiele sind nach 20 Jahren erneut zu meinem Hobby geworden. Durch sie schaffe ich es, mich auf das Jetzt zu konzentrieren und mich gleichzeitig zu entspannen. Besonders viel Zeit habe ich mit ›Zelda: Breath of the Wild‹ verbracht. Denn ich habe gelernt: Eskapismus brauche ich genauso wie guten Schlaf.

Neben dem richtigen Arzt, regelmäßig ausreichend Schlaf und den Alltagsfluchten, die ich mir gönne, war die bedingungslose Unterstützung meiner Familie sehr wichtig für meine Genesung. Ebenso wie ein verständnisvoller Arbeitgeber und wohlmeinende Kollegen. Mittlerweile lebe ich ohne Medikamente weitestgehend beschwerdefrei.«

Karsten*, 40, Sozialpädagoge

»Mit Mitte zwanzig hatte ich eine furchtbare Phase in meinem Leben: Ich trank, ich nahm Drogen, mir fehlte eine Struktur. Als ich in einem Zug saß, bekam ich meine erste Panikattacke. Ich dachte, ich würde verrückt werden, hatte keine Ahnung, was das war. Von da an hatte ich öfter Panikattacken und eine ständig wachsende Angst davor, wieder eine zu bekommen. Ich kündigte meinen Job und dachte, ich hätte mein Leben unwiederbringlich verpfuscht.

* Name geändert

Vor gut neun Jahren habe ich mich selbst eingewiesen. Ich habe einen Freund angerufen, ihm klargemacht, dass es nicht mehr geht, und ihn gebeten: ›Bring mich in die Klapse.‹ Da habe ich einen Moment erlebt, der mich bis heute prägt: Ich beschrieb einem Arzt, wie es mir geht und was die Panik mit mir macht. Der Arzt antwortete sehr klar: ›Sie sind nicht verrückt.‹ In der Klinik habe ich zum ersten Mal eine Außensicht auf die Angst finden können. Gelernt, dass ich nicht wahnsinnig bin, sondern dass es eine Erklärung gibt: Angststörungen.

Von da an habe ich mein Leben auf den Kopf gestellt: Ich bin umgezogen, habe angefangen, Sport zu machen – und schließlich eine Psychotherapie begonnen. Dort ist mir klar geworden, dass ich schon lange unter Angststörungen litt, aber nie ein Wort dafür hatte. Lange Zeit hatte ich Angst, allein zu sein, und gleichzeitig auch Verfolgungsängste. Das – gepaart mit Sucht nach Substanzen – hat mein Gehirn überfordert.

Heute lebe ich ein Leben mit Struktur, habe einen guten Job, in dem ich positives Feedback bekomme, was meinem Selbstwertgefühl hilft. Dennoch bleibt die Angst ein ständiger Begleiter – wenn auch nur als Erinnerung an die Situationen und Orte, in denen sie hervorgebrochen ist. Ich gehe regelmäßig zur Therapie und lerne dort, Dinge in meinem Leben positiv umzudeuten; lerne, dass ich wertvoll bin. Vieles davon geht aber auf diesen Schlüsselmoment in der Klinik zurück. Ein Arzt, der mich ernst nimmt und mir erklärt, was ich habe. Das war etwas Greifbares, an dem ich mich aufrichten konnte.«

CHECK

Angst-TÜV

Furcht gehört zum Leben. Jeder hat sie. Aber jeder geht anders damit um. Mit einem Selbsttest finden Sie heraus, wann Sie auf Angstgefühle angemessen reagieren und wann Ihnen neue Strategien weiterhelfen könnten.

Wer nicht gern vor Gruppen spricht oder nur mit mulmigem Gefühl Nachrichten schauen kann, muss nicht gleich eine Angststörung haben. Zwar leiden laut einer Studie des Robert Koch-Instituts etwa 15 Prozent der hiesigen Bevölkerung an behandlungsbedürftigen Ängsten. Doch die Grenze zwischen angemessener und psychisch belastender Angst ist fließend. »Es gibt immer wieder Situationen, die begründete Ängste auslösen. Diese warnen und aktivieren uns«, sagt Thorsten Padberg, Verhaltenstherapeut und Autor aus Berlin. Dass wir immer wieder mal Angst spüren, sei also bis zu einem gewissen Grad normal. Eine Grenze sei laut Padberg erreicht, wenn sich Ängste verselbstständigen und sich kaum mehr auf realistische Gefahren, Probleme oder Bedrohungen beziehen. Und wenn das Gefühl der Angst so stark wird, dass es den Alltag behindert. »Dann ist es Zeit, sich um einen neuen Umgang mit der Angst zu bemühen«, sagt Padberg. Mit den Checklisten, die Padberg mitentwickelt hat, können Sie prüfen, wo Sie in Ihrem Leben einen angemessenen Umgang mit Ihrer Furcht gefunden haben und wo Sie noch etwas verändern könnten, um Ängste in einem realistischen Rahmen zu halten. Wenn Sie sich bewusst werden, wovon Sie sich Bange machen lassen, haben Sie bereits einen entscheidenden Schritt für die seelische Gesundheit getan. Denn wer seine Ängste kennt, kann auf Dauer sicherer mit ihnen umgehen. Probieren Sie es aus.

Aufgabe

Beantworten Sie die Aussagen auf den folgenden Listen mit »Ja« oder »Nein«. Wenn Sie sich nicht sicher sind, wählen Sie die Antwort, die eher passt. Zählen Sie alle »Ja«-Antworten zusammen, und notieren Sie die Zahl im Extrakästchen.

1

	Ja	Nein
Wenn ich nachts durch eine dunkle Straße gehe oder jemand plötzlich in einer Menschenmenge rumschreit, wird mir schon mulmig.	☐	☐
Ich weiß, dass Angst immer auch ein starkes körperliches Gefühl ist.	☐	☐

	Ja	Nein
Ich frage mich immer mal wieder, wann Angst ein guter Ratgeber ist und wann sie zu dominant wird.	☐	☐
Manchmal habe ich mich für bestimmte Schritte in meinem Leben entschieden, obwohl ich vorher große Angst hatte.	☐	☐
Dass ich mich gelegentlich fürchte oder zaudere, kann ich mir gut verzeihen.	☐	☐

Ergebnis: ________ x Ja

2

In bestimmten Situationen habe ich so schlimmes Herzrasen, Schwindel und Schweißausbrüche, dass ich denke, ich muss sterben.	☐	☐
Obwohl ich körperlich gesund bin, hatte ich schon einmal wie aus heiterem Himmel Schwindel, Atemnot oder starkes Herzklopfen.	☐	☐
Mir haben schon Ärzte gesagt, dass meine körperlichen Beschwerden vielleicht psychisch sein könnten.	☐	☐

	Ja	Nein
In bestimmten sozialen Situationen, wenn ich auf eine Party gehe oder frei reden soll, kriege ich Beklemmungen.	☐	☐
An manchen Orten, etwa in der U-Bahn, auf einem Konzert oder im Stau, kriege ich sofort ein körperliches Unbehagen.	☐	☐

Ergebnis: ________ x Ja

3

Es gibt Situationen, in die ich mich möglichst nicht begebe, weil ich weiß, dass ich mich sehr unwohl fühle.	☐	☐
Ich habe Angst, dass körperliche Symptome wie Herzrasen in bestimmten Situationen auftreten könnten, und vermeide diese.	☐	☐
Wenn andere sagen, dass sie überall hingehen können und sich frei bewegen, wundert mich das.	☐	☐
Manche Leute sagen, man muss sich seinen Ängsten stellen. Ich bin da skeptisch und bewege mich lieber auf bekanntem Terrain.	☐	☐

	Ja	Nein
Gelegentlich bitte ich mir Nahestehende darum, Alltagsdinge für mich zu erledigen, die ich vor Beklommenheit kaum schaffen würde.	☐	☐

Ergebnis: ________ x Ja

4

Wenn irgendeine Kleinigkeit schiefgeht, denke ich schnell: Jetzt geht alles den Bach runter.	☐	☐
Wenn eine wichtige Entscheidung ansteht, setze ich mich sehr unter Druck: Was, wenn ich jetzt das Falsche wähle?	☐	☐
Ich fürchte oft, es könnte auffliegen, dass ich alles verkehrt mache.	☐	☐
Ich habe oft Angst, mich zu blamieren, und lasse deshalb manche Sachen ganz sein.	☐	☐
Sobald ich einen Anflug von Angst oder Irritation spüre, denke ich: Du verlierst die Kontrolle über die Situation, es wird schrecklich.	☐	☐

Ergebnis: ________ x Ja

5

	Ja	Nein
Ich habe oft eine diffuse Angst, dass etwas Schlimmes passieren könnte.	☐	☐
Ich grüble häufig über Dinge nach, die ich anders machen sollte, und verliere mich darin.	☐	☐
Ich mache mir viele Sorgen um mich, meine Familie oder meinen Job.	☐	☐
Mir laufend Gedanken über meine Probleme zu machen gibt mir das Gefühl, dass ich wenigstens etwas tue.	☐	☐
Ich kann das Grübeln über bestimmte Themen nur schwer stoppen.	☐	☐

Ergebnis: ________ x Ja

6

In meinem Alltag bin ich oft gestresst, und mein Kopf ist so voll, dass ich häufiger den Überblick verliere.	☐	☐

Aussage	Ja	Nein
Der Zeitdruck von Deadlines, Terminen, Anforderungen macht mich manchmal wirklich fertig.	☐	☐
Ich bin häufig auch im Alltag in einer Art Habtachtstellung und habe ständig das Gefühl, irgendwie bedroht zu sein.	☐	☐
In der letzten Zeit habe ich so viel um die Ohren, dass ich dünnhäutig, vergesslich und körperlich angeschlagen bin.	☐	☐
Wenn ich bei der Arbeit, im Haushalt oder in der Familie unter Druck bin, fange ich an, mir über Kleinigkeiten Sorgen zu machen.	☐	☐

Ergebnis: __________ x Ja

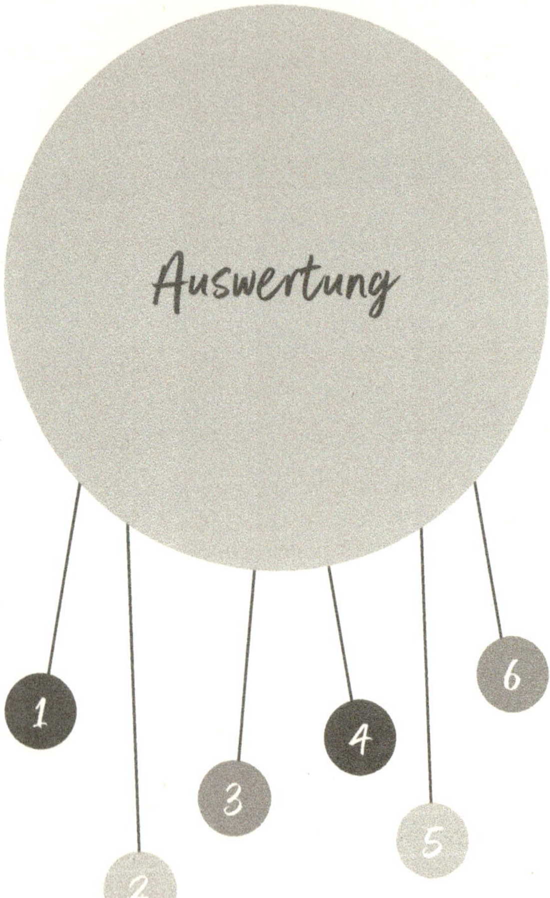
Auswertung
1
2
3
4
5
6

1 Angst erkennen und ernst nehmen

Gefahr oder Sicherheit? Feind oder Freund? In vielen Alltagssituationen ist es ratsam, aufkommende Angst als Seismograf zu nutzen. Das warnende Gefühl kann uns schützen, denn es zeigt eine Bedrohung an – oder auch, dass etwas als Bedrohung empfunden wird. Diese emotionale Reaktion ist tief in uns Menschen verankert. Wenn Sie in dieser Checkliste dreimal oder häufiger mit »Ja« geantwortet haben, dann wissen Sie wahrscheinlich, wie hilfreich es sein kann, die eigene Angst wahrzunehmen, und Sie können aufkommende Angst auch orten und deuten. Diese Offenheit gegenüber Angstgefühlen erfordert Mut, immerhin müssen Sie sich dafür ja eingestehen, dass Sie verletzbar sind. Eine österreichische Studie hat kürzlich gezeigt, dass 63 Prozent der Befragten nicht mal ihre nächsten Familienangehörigen und besten Freundinnen und Freunden einweihen würden, wenn sie starke psychische Probleme hätten. Wenn Sie in dieser Checkliste zweimal oder seltener »Ja« angekreuzt haben, kann es sein, dass Sie nur selten Angst spüren. Sie selbst wissen am besten, ob Sie das Gefühl von Angst nicht richtig orten können, es sich nicht zugestehen oder ob Sie einfach hart im Nehmen sind. Fragen Sie sich in einer ruhigen Minute, ob es sich lohnen könnte, ängstliche Gefühle bewusster zuzulassen. Denn wer einen guten Draht zur eigenen Angst hat, registriert auch eher, wenn sie überhandnimmt oder sich verselbstständigt.

Tipp: Halten Sie einmal bewusst inne, wenn Ihnen in einer alltäglichen Situation auffällt, dass Sie ängstlich werden: Fragen Sie sich, ob das Angstgefühl einen realistischen Kern hat oder ob es keinen objektiven Grund gibt, sich zu fürchten. Wenn eine Angst beispielsweise vor einem kollegialen Gespräch oder dem Gang zum Supermarkt so groß wird, dass Sie kaum mehr handlungsfähig sind, wäre es ein erster Schritt, sich einzugestehen, dass irrationale Ängste Sie einschränken. Von dort aus können Sie überlegen, wie Sie damit umgehen wollen.

2 Körperliche Symptome und Panik

Angst ist mit körperlichen Empfindungen verbunden. Manchmal werden sie so stark, dass Menschen um Leib und Leben fürchten und kaum glauben können, dass dieser bedrohliche körperliche Zustand »nur« Angst sein soll. **Wenn Sie in diesem Check zweimal oder häufiger mit »Ja« geantwortet haben,** kann es sein, dass Sie solche Angstspitzen schon erlebt haben. Natürlich ist es sinnvoll, körperliche Symptome wie Herzrasen, Schwindel oder Atemnot zunächst bei einem Arzt abzuklären. Wenn keine körperlichen

Ursachen vorliegen, könnte es für Sie aber ein Gewinn sein, wenn Sie Körpersymptome wie Herzklopfen oder Schwindel künftig als Ausdruck von Angst verstehen. Das Einordnen fällt leichter, wenn Sie sich klar darüber werden, dass ängstliche Gedanken und körperliche Symptome sich ungut gegenseitig verstärken und dass Befürchtungen wie »Ich werde ohnmächtig« oder »Ich werde sterben« körperliche Angstsymptome ebenfalls potenzieren. Über die Entstehung von Angst können Sie sich zum Beispiel mit dem Ratgeber »Die 10 besten Strategien gegen Angst und Panik« von Margaret Wehrenberg informieren. Wenn Sie häufig Panikattacken haben, wäre auch ein Gespräch mit einem Psychotherapeuten ratsam. Haben Sie auf dieser Checkliste nur einmal oder nie »Ja« angekreuzt, sind Ihnen Paniksymptome wahrscheinlich fremd. Genießen Sie das!

Tipp: Im Panikmodus helfen oft einfache Tricks. Lenken Sie Ihre Aufmerksamkeit beispielsweise gezielt weg vom eigenen Körper, und fokussieren Sie bewusst auf die Außenwelt und auf das, was Sie dort wahrnehmen. Sie können zum Beispiel sehr genau darauf achten, was Sie um sich herum sehen. Versuchen Sie, Bäume, Autos, Menschen genau zu betrachten. Probieren Sie auch, die Geräusche in Ihrer Umgebung bewusst wahrzunehmen. Oft lindert diese Fokussierung auf äußere Reize die Paniksymptome.

3 Vermeidung

Sie haben in dieser Checkliste dreimal oder häufiger mit »Ja« geantwortet? Dann ist es wahrscheinlich, dass Sie dazu neigen, Situationen zu vermeiden, in denen Sie Angst bekommen könnten. Vielleicht ist Ihnen Ihre Strategie nicht bewusst, vielleicht wissen Sie ganz genau, welchen Orten und Situationen Sie aus dem Weg gehen, weil Sie diese nicht aushalten. Wenn Sie sich in dieser Beschreibung wiederfinden, könnte es sich für Sie lohnen, sich mit Ihrem Vermeidungsverhalten und den dazugehörigen Angstmechanismen eingehender zu beschäftigen. Vor allem wenn Sie sich bereits in Ihrer Lebensgestaltung einschränken, auf bestimmte Kontakte, Aktivitäten oder Entwicklungsschritte verzichten. Es geht aber nicht nur darum, sich Spielräume zurückzuerobern. Vermeidung hat mittelfristig auch eine ungünstige Wirkung auf die Angst selbst. Das Vermeiden verfestigt und verstärkt Ängste, gleichzeitig wird der Radius von Betroffenen immer kleiner. Probieren Sie also, sich aus der Vermeidung zu lösen und Situationen, die Sie bedrohlich finden, bewusst aufzusuchen und durchzustehen. Nur so lernen Sie, dass man sie unbeschadet meistern kann. Falls Sie sich diesen Schritt allein kaum noch vorstellen können, würden Sie wahrscheinlich von einer psychotherapeutischen Behandlung profitieren. Haben Sie in diesem Check zweimal oder seltener »Ja« angekreuzt, vermeiden Sie Angstsituationen nur gelegentlich. Achten Sie dennoch darauf, wann Sie bestimmten Situationen ausweichen – und warum Sie das tun.

Tipp: Nicht jedes Vermeidungsverhalten bedarf der Veränderung. Wenn Sie Angst vor Schlangen haben und in Europa leben oder Höhenangst haben und im Flachland zu Hause sind, hindert Sie diese Phobie nicht an einem erfüllten Leben. Gradmesser ist immer, auf wie viel unbeschwertes Alltagsleben und wie viel persönliche Entwicklung Sie durch ein Vermeidungsverhalten verzichten.

4 Katastrophengedanken

Pleiten, Pech und Pannen passieren immer wieder. **Wenn Sie in dieser Checkliste zweimal oder häufiger mit »Ja« geantwortet haben,** dann neigen Sie wahrscheinlich dazu, solche Missgeschicke immer wieder zu durchdenken. Es könnte gut sein, dass Sie diese dadurch größer zu machen, als sie eigentlich sind. Viele Menschen haben einen Hang zu derartigen »kognitiven Verzerrungen«, sie bewerten kleine verunglückte Momente gleich als Katastrophe. Wer häufig auf eine solche Weise über Situationen urteilt, hat auch eher mit Angstgefühlen, einem Gefühl von Niedergeschlagenheit oder Grübeleien zu tun. Doch solche kognitiven Verzerrungen sind auch ein Ansatzpunkt für Veränderung: Wenn Sie die Muster besser verstehen, können Sie Abstand zu diesen finden und sich selbst fragen, ob es lohnt oder angemessen ist, eine kleine Blamage oder einen kleinen Fehler als Katastrophe zu betrachten. Hilfreich kann dabei zum Beispiel die Frage sein: »Wie werde ich in einem halben Jahr über diese Situation denken?« Oft stellt man dann fest, wie kurzfristig die Angst oder die vermeintliche Blamage in der Realität nachwirkt. Wenn Sie in dieser Checkliste zweimal oder seltener mit »Ja« geantwortet haben, haben Sie vielleicht schon Strategien gefunden, die Ihnen helfen, belastende und sorgenvolle Bewertungen einzugrenzen oder zu relativieren. Oder Sie sind ohnehin eher gelassen und machen sich über kleinere Missgeschicke selten Gedanken. Das ist eine Stärke, auf die Sie sich verlassen können.

Tipp: »Du musst nicht alles glauben, was du denkst.« Oder »Gedanken sind nur Gedanken und nicht die Wahrheit« – solche Sätze können Ihnen helfen, eine neue Haltung zu Katastrophengedanken zu entwickeln und etwas Abstand zu Sorgen und Grübeleien zu gewinnen. Wenn Sie diese Distanzierung von den eigenen Gedanken immer wieder üben, wird Ihnen das helfen, seltener schwarzzusehen.

5 Sorgen und latente Ängstlichkeit

Grübeln ist weit verbreitet. Wenn Sie in dieser Checkliste dreimal oder öfter mit »Ja« geantwortet haben, dann sind Sie wahrscheinlich anfällig dafür, sich unterschwellig zu sorgen. Anders als beim Katastrophendenken in Checkliste 4 sind Sie nicht nur bei bestimmten Ereignissen alarmiert, sondern in ständiger Angstbereitschaft. In sehr ausgeprägter Form kann diese Art, sich zu sorgen, zu einer »generalisierten Angststörung« werden; viele Menschen erleben aber eher abgeschwächte Formen dieser Art zu denken. Der Verhaltenstherapeut Tobias Teismann von der Universität Bochum hat herausgefunden, dass Menschen, die zum Grübeln neigen, sich vom ständigen Durchdenken Linderung erwarten. Sie glauben etwa, dass sie durch das Nachdenken Kontrolle ausüben können oder Lösungen finden, auch wenn die Sorgenschleifen schon längst nicht mehr konstruktiv sind. Es kann Ihnen deshalb helfen, wenn Sie Ihre »Gedanken übers Grübeln« gezielt verändern, indem Sie sich beispielsweise häufiger sagen: »Die ganze Grübelei bringt nichts, ich lasse sie sein.« Rufen Sie sich diese Sätze öfter in Erinnerung. Haben Sie in dieser Checkliste zweimal oder seltener mit »Ja« geantwortet, sind Sie wahrscheinlich kein Sorgentyp.

Tipp: Nehmen Sie sich eines Ihrer Sorgenthemen vor, durchdenken Sie es ganz, und berechnen Sie die Gesamtwahrscheinlichkeit, dass eine Sorge

Wirklichkeit wird. Eine verbreitete Angst ist etwa: »Ich werde obdachlos.« Listen Sie auf, was alles passieren müsste, damit das eintritt, etwa Job verlieren, Partner verlieren, keine Rente et cetera. Schätzen Sie nun nüchtern die Wahrscheinlichkeiten: 30 Prozent, den Job zu verlieren; 5 Prozent, dass es keinerlei Rente gibt; 10 Prozent, dass der Partner Sie verlässt, und so weiter. Multiplizieren Sie die Wahrscheinlichkeiten (0,3 x 0,1 x 0,05), und sehen Sie dann, wie gering die Gesamtwahrscheinlichkeit ist, dass alles gleichzeitig schiefgeht und Sie obdachlos werden (nach dieser Rechnung liegt sie bei unter einem Prozent).

6 Stress und Angst

Sie haben in diesem Check dreimal oder häufiger »Ja« angekreuzt? Dann ist es wahrscheinlich, dass Sie sich in einem chronischen Stressmodus befinden, der Sie in ständige Alarmbereitschaft versetzt. Nachweislich verändern Cortisol und andere Stresshormone die körperliche und mentale Verfassung: Die Wahrnehmung verengt sich zu einem Tunnelblick, Anspannung und Kampfbereitschaft wachsen und führen dazu, dass man überall Bedrohungen sieht. Dieser Alarmzustand, der auch evolutionär bedingt ist, macht Menschen anfälliger für latente Ängste und Panikanfälle. Es kann sich deshalb lohnen, den Stresspegel bewusst zu senken, sich beruflich und privat weniger zu belasten und gezielt mehr Ruhe im Alltag einzuplanen. Eine gelassenere Grundstimmung kann Ihnen dabei helfen, latente Ängste abzupuffern. Wenn Sie eine Neigung zu Ängsten haben, ist eine gute Work-Life-Balance also ein wichtiger Schritt zur Stabilisierung. Wenn Sie hier zweimal oder seltener »Ja« gesagt haben, wissen Sie wahrscheinlich schon einiges über den Zusammenhang von Stress und Angst – und können bewusst gegensteuern. Oder Sie können Ihre Kräfte generell gut einteilen und schaffen sich so eine Basis fürs emotionale Gleichgewicht.

Tipp: Kurze Entspannungsübungen können dabei helfen, Ängste zu lindern. Wichtig ist allerdings, dass Sie diese Techniken einüben, wenn Sie sich gerade stabil fühlen. Denn nur in solchen Phasen sind Sie lernfähig – und können dann im Angstfall aufs Geübte zurückgreifen. Üben Sie beispielsweise eine Kurzmeditation ein, indem Sie jeden Morgen drei Minuten ruhig sitzen und nur ein- und ausatmen. Oder hören Sie jeden Tag zu einer bestimmten Zeit mit voller Konzentration ein Musikstück, lenken Sie Ihre Aufmerksamkeit dabei bewusst auf eines der Instrumente, versuchen Sie, es zu verfolgen. Solche einfachen Achtsamkeitsübungen können eine gute Erste Hilfe sein, wenn Ängste auftauchen.

COACHING

Ängste verstehen und überwinden

Alltagsängste beeinflussen unser Verhalten und unsere Entscheidungen oft mehr, als wir denken. Hier lernen Sie Techniken, mit denen Sie Ihre Angst besser verstehen – und einen neuen Umgang damit finden.

Dauer

Bei diesem Coaching bietet es sich an, relativ zügig vorzugehen und insgesamt etwa vier Wochen einzuplanen. Das bedeutet, dass Sie sich im Schnitt zwei Übungen pro Woche vornehmen. Sie brauchen sich nicht zu hetzen, doch wenn Sie zu viel Zeit verstreichen lassen, geraten Sie eventuell ins Zaudern – und quälen sich unnötig.

1

Schritt 1: Die eigene Angst anschauen

Grübeln Sie viel? Fühlen Sie sich unwohl, wenn Sie in der Abteilung eine Präsentation machen sollen? Vielen Menschen sind ihre alltäglichen Ängste und Sorgen nicht bewusst. Da hilft der gezielte Blick nach innen. Mit den folgenden Reflexionsfragen können Sie prüfen, wovor Sie immer wieder mal Angst haben und ob diese Gefühle Sie in der Lebensgestaltung einschränken oder schnell wieder verfliegen.

Reflexion: Hand aufs Herz

Beantworten Sie die folgenden Fragen zu alltäglichen Ängsten:

- Welche alltäglichen Situationen machen Ihnen manchmal Angst? Was befürchten Sie in diesen Momenten?
- Was macht Ihnen in Ihrem Leben gerade Sorgen? Warum beschäftigt Sie das so?
- Welche der oben genannten Ängste und Sorgen sind realistisch, welche nicht?
- Wie sehr macht Ihnen die Angst, die Sie hier beschreiben, im Alltag zu schaffen?
- Wie sehr fühlen Sie sich dadurch belastet oder behindert?

Haben Sie eine Angst gefunden, die unrealistisch ist und die Sie belastet? Halten Sie hier bewusst fest, welche es ist:

2

Schritt 2: Motivation und Mut finden

Es ist unproduktiv, die Angst offensiv zu bekämpfen. Es lohnt aber durchaus, sich der Angst zu stellen und sie so zu entkräften. Hier finden Sie die nötige Motivation, Situationen aufzusuchen oder Dinge zu tun, obwohl Ihnen das Angst macht.

Check-liste

Früchte des Muts

Egal, ob Sie Angst haben, vor großen Gruppen zu reden, U-Bahn zu fahren, Ihre Chefin um eine Gehaltserhöhung zu bitten oder bestimmte Grübeleien einfach mal ruhen zu lassen: Überlegen Sie hier, was anders wäre, wenn Sie sich nicht vermeidend verhalten würden, sondern den Mut fänden, die angstmachende Situation auszuhalten oder wiederkehrende Grübeleien zu unterbrechen. Die Checkliste hilft Ihnen dabei, gute Argumente und die Motivation zu finden, sich der Angst zu stellen. Kreuzen Sie an, was auf Sie zutrifft:

Wenn ich den Mut finden würde, meine Angst zu überwinden oder etwas trotz Angst zu tun, dann würde ich …

- ☐ wieder mehr Leute treffen, die ich mag.
- ☐ eher einen Partner, eine Partnerin finden.
- ☐ meinen Aktionsradius erweitern.
- ☐ in andere Städte oder Länder reisen können.
- ☐ meinen Alltag unbeschwerter genießen.
- ☐ für mich selbst und meine Bedürfnisse und Wünsche einstehen.
- ☐ besser schlafen und gelassener sein.
- ☐ mehr Zeit für mich, meine Hobbys und Interessen haben.
- ☐ mehr Geld oder bessere Möglichkeiten haben.
- ☐ zeigen können, was mir wirklich wichtig ist, was ich gern möchte oder mag.
- ☐ mich freier und unabhängiger fühlen.

Schreiben Sie hier in eigenen Worten auf, was anders wäre und was Sie alles tun und erleben könnten, sobald Sie Ihre Angst überwinden würden:

3

Schritt 3: Vermeidungsverhalten aufgeben

Sie lernen jetzt, sich aktiv über die Angst, die Sie haben, hinwegzusetzen und mögliches Vermeidungsverhalten zu überwinden. Dabei helfen Ihnen zwei Übungen. Sie haben zu Beginn dieses Coachings bereits Sorgen oder Situationen benannt, die Sie beunruhigen oder behindern. Machen Sie sich noch einmal bewusst, ob diese Ängste Sie so in Schach halten, dass Sie bestimmte Situationen gelegentlich oder immer wieder vermeiden. Wenn Sie Vermeidungstendenzen finden, schreiben Sie eine davon hier auf:

Gehen Sie nun direkt weiter zu den Übungen, die Ihnen Hilfestellungen geben können, das Vermeidungsverhalten aufzugeben:

Übung 1: Gut gelungen!

Überlegen Sie, wann es in der Vergangenheit Situationen gab, die der oben geschilderten ähnlich waren – und die Sie trotzdem gemeistert haben. Erinnern Sie sich an eine Situation, in der Sie U-Bahn gefahren sind, mit Fremden gesprochen haben, eine Forderung gestellt haben, die ewigen Sorgen in den Wind geschlagen haben, obwohl Sie dabei auch Angst spürten. Notieren Sie hier, welche Situation das gewesen ist. Schreiben Sie so genau wie möglich auf, was Sie in der Situation anders gemacht haben, was Ihnen geholfen hat, wie es gelungen ist, sich zu überwinden. Halten Sie das alles hier fest:

Tipp: Lassen Sie die Situation vor Ihrem inneren Auge in einer Art Zeitlupe ablaufen, überlegen Sie sich genau, was Ihnen geholfen hat, was Sie gedacht oder gefühlt haben. Was hat geholfen? Gibt es dazu eine kurze Faustformel? Falls Sie eine finden, fassen Sie diese in einem Satz zusammen:

Übung 2: Einfach machen

Verlassen Sie nun die Ebene von Papier und Bleistift, und werden Sie konkret. Nehmen Sie die Erkenntnisse aus der ersten Übung zu Hilfe, und suchen Sie eine Situation auf, die Ihnen Angst macht. Probieren Sie, die Vermeidung aufzugeben. Gehen Sie dabei folgendermaßen vor:

Akzeptieren Sie, dass Angst dazugehört. Es ist eine irrige Vorstellung, dass wir erst die Angst ganz loswerden müssen und dann losgehen und etwas tun können. Genau das Gegenteil ist der Fall: Versuchen Sie also, sich der Situation, dem Gespräch, der U-Bahn-Fahrt zu stellen, obwohl Sie Angst haben. Zunächst formulieren Sie also einen passenden Satz. Der könnte ungefähr so lauten: »Meine Angst und ich fahren U-Bahn.« Oder: »Meine Angst und ich sprechen jetzt mit der Chefin.« Oder: »Meine Angst und ich gehen jetzt allein zu dieser Party.« Und dann tun Sie genau das!

Notieren Sie hier den Satz, der für Sie passt:

Meine Angst und ich werden jetzt ...

Halten Sie sich vor Augen, dass die Angst ungefährlich ist – und vergeht. Lassen Sie die Angst ruhig aufkommen, die tut Ihnen nichts! Nach einer Weile (das kann mal 20 Minuten dauern, manchmal aber auch länger) werden Sie merken, wie die Angst weniger wird. Sie brauchen an der Angst selbst nichts zu verändern, bleiben Sie einfach aktiv an dem dran, was Sie sich vorgenommen haben. Wenn Sie deutlich ruhiger geworden sind, können Sie mit der Übung aufhören – und sich selbst loben. Sie haben es geschafft und der Angst gezeigt, wer das Heft in der Hand hält.

Notieren Sie hier, wie Sie sich in der Situation gefühlt haben – und wie Sie sich nach der Situation gefühlt haben. Haben Sie das Abflauen der Angst registriert? Was ist Ihnen sonst aufgefallen?

Extratipp: Wenn Sie merken, dass Sie bei dieser Übung nicht gut zurechtkommen, oder es für Sie vollkommen unmöglich ist, sich in die Situation zu begeben, die Ihnen Angst macht, könnte es sich für Sie lohnen, sich professionellen therapeutischen Rat dazu einzuholen.

Schritt 4: Katastrophendenken beenden

Angst ist ein körperliches Gefühl, oft verbunden mit Enge in der Brust oder Herzklopfen. Doch auch sorgenvolle Gedanken und Befürchtungen begleiten oft die Angst und verschlimmern sie. Im Folgenden finden Sie eine Liste mit typischen Katastrophengedanken, die oft Ängste begleiten. Dazu gibt es jeweils einen Vorschlag, welchen Gedanken Sie stattdessen aufgreifen oder verstärken könnten.

Checkliste

Alternativen finden

Kreuzen Sie an, welche der folgenden Katastrophengedanken in Angstsituationen Sie kennen. Überlegen Sie, welche Gedanken eine gute Alternative sein könnten:

- [ ] **Katastrophengedanke:** Hilfe, mir ist so schwindelig, ich kriege keine Luft, mein Herz klopft – ich werde sterben.
- [ ] **Beruhigende Alternative:** Ich habe gerade große Angst, die ich auch körperlich spüre, aber sie wird wieder abklingen. Mir kann nichts passieren.

☐ **Katastrophengedanke:** Es ist mir peinlich, wenn die Leute merken, dass ich Angst habe, schwitze oder herumstammle.
☐ **Beruhigende Alternative:** Auch wenn die anderen bemerken, dass ich nicht ganz auf der Höhe bin – was soll es? Es geht ja auch wieder vorbei.

☐ **Katastrophengedanke:** Ich werde diese Situation nicht schaffen, sie überfordert mich.
☐ **Beruhigende Alternative:** Die Situation ist unangenehm, aber ich kann durchkommen.

☐ **Katastrophengedanke:** Ich habe eine schlechte Nachricht erhalten – nun wird mein ganzes Leben furchtbar werden und den Bach heruntergehen.
☐ **Beruhigende Alternative:** Das hier ist schwierig, aber es gibt auch Bereiche im Leben, die gut laufen.

Probieren Sie nun Folgendes aus: Sobald Sie merken, dass Sie vor etwas Angst bekommen oder Katastrophengedanken produzieren, konzentrieren Sie sich eher auf den Satz, der eine beruhigende Alternative wäre. Wenn Sie wollen, können Sie den Satz auch so umformulieren, dass er für Sie passend und überzeugend klingt. Es hilft, die Satzteile »Ich werde nicht sterben«, »Das geht vorbei« und »So schlimm, wie ich es mir hier ausmale, ist es nicht« zu nutzen. Hier können Sie einen eigenen Satz formulieren, der Ihre Katastrophengedanken entkräftet:

Wenn Sie keinen alternativen Satz finden, kann es auch schon helfen, sich einfach zu sagen: »Das hier ist ein sinnloser Katastrophengedanke. Ich lasse ihn jetzt links liegen.« Für manche Menschen fühlt es sich stimmiger an, den Satz einfach etwas weniger wichtig zu nehmen.

5

Schritt 5: Redeangst überwinden

Laut Umfragen leidet mehr als ein Drittel der Deutschen an Redeängsten, hat ein ungutes Gefühl oder meidet es, frei vor anderen zu sprechen. Falls das auch Sie betrifft: Hier können Sie lernen, trotz Angst in Gruppen frei zu reden.

Übung 1: Wie war es?

Erinnern Sie sich an eine Situation aus der letzten Zeit beziehungsweise dem vergangenen Jahr zurück, in der Sie vor einer Gruppe auftreten mussten. Das kann eine Präsentation im Job gewesen sein, eine Wortmeldung in einem Team oder in einem Verein. Haben Sie eine Situation gefunden? Gut. Dann beantworten Sie dazu folgende Fragen: Welche Körperempfindungen und Gefühle hatten Sie vor der Präsentation oder dem Wortbeitrag? Hatten Sie Herzklopfen, waren Sie aufgeregt, oder haben Sie sich mulmig gefühlt? Schreiben Sie ein paar Emotionen und ein paar Körpereindrücke auf:

Was hatten Sie für Gedanken, was hatten Sie für Befürchtungen oder Ideen? Was ging Ihnen vorher oder währenddessen durch den Kopf?

Übung 2: Sag was!

Nun geht es darum, wie Sie konkret trainieren können, einen Wortbeitrag in einer größeren Gruppe zu platzieren, etwa auf einem Elternabend oder bei einem Jobmeeting. Wenn Sie große Angst haben, suchen Sie sich eine möglichst einfache Situation aus, zum Beispiel eine kleine Wortmeldung in einer Freizeitgruppe statt einer Präsentation vor 50 Leuten.

Notieren Sie: Wann und wo werden Sie demnächst ein paar Sätze frei reden?

Wenn Sie beim freien Reden nie Angst oder mulmige Gefühle haben, dann kann das daran liegen, dass Sie in dem Punkt geübt sind. Sie können diese Übung dann einfach überspringen, sich daran freuen, dass Sie über die Fähigkeit verfügen, und zum nächsten Schritt dieses Coachings übergehen.

Nun geht es darum, Vorbereitungen zu treffen. Hier finden Sie drei Anregungen, die Ihnen helfen:

1. Entkräften Sie Gedanken an eine Blamage. »Alle werden mich hassen.« »Es wird peinlich sein.« »Ich werde stottern und rot werden.« Die Liste der Befürchtungen ist lang, wenn es ums freie Reden geht. Versuchen Sie sich im Vorfeld klarzumachen, dass fast jeder, der frei spricht, mit solchen Ängsten zu tun hat. Versuchen Sie dann, diese Katastrophengedanken zu entkräften. Typische Alternativgedanken sind zum Beispiel: »Auch wenn ich rot werde oder den Faden verliere, wer wird sich daran in einem halben Jahr noch erinnern? Keiner!« Oder: »Warum gleich so dramatisch: Kann sein, dass die anderen es einfach okay oder mittelgut finden.« Oder auch: »Heute geht es mehr um die Sache als um mich.« Probieren Sie es nun selbst:

Formulieren Sie Ihre Befürchtungen hier:

Und schreiben Sie jetzt einen entkräftenden Satz auf:

2. Inhaltliche Vorbereitung. Selbst wenn Sie nur drei Sätze im Team oder in einer Gruppe sagen wollen: Machen Sie sich vorher ein paar Notizen dazu, was Sie sagen wollen, und überlegen Sie sich, was das Ziel Ihres Beitrags ist. Sie brauchen den Spickzettel nicht mal mit in die Situation zu nehmen, meistens reicht es schon, sich vorher kurz schriftlich zu sortieren. Und bei längeren Vorträgen oder Präsentationen gilt natürlich erst recht: Bereiten Sie sich gut vor. Sprechen Sie sich beispielsweise das, was Sie sagen werden, zu Hause mehrmals laut vor.

Hier haben Sie Raum, ein paar Stichpunkte zu notieren:

3. Fokus auf die Umgebung. Lenken Sie Ihre Aufmerksamkeit weg von den eigenen Körpergefühlen und Katastrophengedanken, und versuchen Sie stattdessen, Details im Raum genau wahrzunehmen. Sprechen Sie zum Beispiel in Richtung Flipchart, Zimmerpflanze, Lampen, oder schauen Sie beim Reden eine Person im Raum an, der Sie vertrauen. Oder Sie vertiefen sich ganz in die Inhalte dessen, was Sie sagen wollen, konzentrieren sich vollkommen auf die Botschaften, die Sie vermitteln wollen. Überlegen Sie: Worauf könnten Sie sich gut konzentrieren?

Wenn Ihnen noch Anregungen für passende Formulierungen fehlen: Blättern Sie zu Schritt 4 zurück, und schauen Sie sich die typischen Katastrophensätze und beruhigenden Alternativen an.

6

Schritt 6: Sorgen ausbalancieren

Grübeleien zu bestimmten Problemen werden oft raumgreifend, die Probleme erscheinen immer größer und schlimmer. Hier lernen Sie, übertriebene und unrealistische Sorgen ein wenig abzupuffern.

Hintergrundwissen
Viele Menschen schlagen sich häufig mit Sorgen und diffusen Grübeleien herum. Selbst wenn sie wissen, dass die Befürchtungen irrational und übertrieben sind, können sie schwer loslassen. In der Verhaltenstherapie gibt es verschiedene Techniken und Methoden, die dabei helfen, Grübelschleifen und Sorgen zu bestimmten Themen einzudämmen und ihnen die Macht zu nehmen. Die folgende Übung ist eine davon.

Übung: Balance finden

Gibt es etwas, worüber Sie häufig grübeln, was Ihnen Sorgen macht oder düstere Zukunftsprognosen heraufbeschwört? Befürchten Sie beispielsweise, Job oder Partner zu verlieren? Oder bangen Sie um finanzielle Risiken, um Ihre Gesundheit oder um die Entwicklung Ihrer Kinder? Schreiben Sie hier zunächst mal in ein paar Sätzen eine Sorge auf:

Meine Sorge ist ...

Nun probieren Sie, sich die gleiche Situation, Beziehung, Entwicklung noch einmal vorzustellen, und zwar so, als wären Sie jemand, der einen hoffnungsvollen Blick auf die Dinge werfen kann. Schreiben Sie diese Hoffnung in die zukünftige Entwicklung hier auf.

Meine Hoffnung ist ...

Nun haben Sie einmal unrealistisch düster und einmal unrealistisch positiv über eine Entwicklung zu einem bestimmten Thema fantasiert. Notieren Sie hier – um beide Szenarien auszubalancieren – eine Version, die Sie für am wahrscheinlichsten und realistischsten halten:

Diese Mischung von Hoffnungen und Sorgen bietet Ihnen ein neues Bild auf die Zukunft. Versuchen Sie, sich ab jetzt diese Version der Entwicklungen vorzustellen. Sobald die erste Sorge auftaucht, denken Sie auch wieder an die Hoffnung. So schaffen Sie ein Gegengewicht.

Reflexion: Im Gleichgewicht

Überlegen Sie zum Abschluss, was diese Übung bei Ihnen bewirkt hat. Was hat sich verändert? Wie wirkt es, das Bild von Zuversicht und Katastrophe auszubalancieren?

Gibt es in Ihrem Leben noch andere konkrete Sorgenthemen, die überhandnehmen und bei denen es Ihnen helfen könnte, diese Balancetechnik anzuwenden? Probieren Sie dann, auch diese Themen nach und nach mit der Technik zu bearbeiten.

7

Schritt 7: Stress reduzieren

Angstgefühle werden durch Hektik schnell schlimmer und verselbstständigen sich. Deshalb ist es wichtig, sich nicht unter Druck setzen zu lassen. Hier lernen Sie einen neuen Umgang mit akutem und chronischem Stress.

Hintergrundwissen

Viele Menschen stehen unter chronischem Stress. Der Körper ist dann überschwemmt von Stresshormonen, man gerät in einen Kampf- und Fluchtmodus, reagiert schnell schreckhaft und alarmiert. Das führt dazu, dass körperliche Angstsymptome wie Herzklopfen, Schweißausbrüche et cetera wahrscheinlicher werden oder sich stärker als sonst bemerkbar machen. Gleichzeitig verändert sich auch die Art zu denken, man bewertet Dinge negativer, versteht Aussagen oder Handlungen anderer schneller als Angriff. All das trägt zu Angstgefühlen und Grübeleien bei. Es ist also ein wichtiger Schutzfaktor bei Ängsten, den Alltag gelassen und entspannt zu gestalten.

Übung 1: Noch mehr?

Hektik, Druck, Überforderung. Falls Sie sich immer wieder gestresst fühlen, könnte es Ihnen helfen, sich in einer ruhigen Minute zu fragen, wie es eigentlich zu diesem ständigen »Zuviel« kommt. Reflektieren Sie, warum es in Ihrem Leben so angespannt zugeht. Die folgenden Fragen helfen Ihnen dabei:

- Welche Ansprüche haben Sie an sich selbst?
- Was glauben Sie, in einer Woche, in einem Jahr, in Ihrem Leben schaffen zu müssen?
- Wie denken Sie über Erholungszeiten, über Zeit zum Faulenzen? Können Sie sich diese Zeiten gönnen, oder fällt Ihnen das schwer?
- Fühlen Sie sich von äußeren Zwängen getrieben, oder spüren Sie, dass Ihre eigenen Vorstellungen von Perfektion bei Ihrer Lebensgestaltung eine Rolle spielen?

- In welchen Bereichen könnten Sie versuchen, Ihre Ansprüche neu zu formulieren und zu senken?
- An welchen Stellen könnten Sie mehr Entspannungsphasen und mehr Luft in Ihren Alltag bringen?

Übung 2: Zehnmal Erholung

Notieren Sie zehn Kleinigkeiten, die Sie im Alltag entspannen und die Ihnen ein Gefühl von Verbundenheit mit anderen Menschen oder mit der Welt geben. Nennen Sie Lieblingsgerichte, ein Hobby, Gespräche mit Freunden, Spiele und Sport, die Sie nur aus Freude an der Sache machen.

Wenden Sie sich in den nächsten Tagen bewusst zwei dieser kleinen Momente oder Tätigkeiten zu, nehmen Sie sich die Zeit. Probieren Sie, solche kleinen Auszeiten und Selbstbelohnungen regelmäßig in den Alltag einzubauen.

Schritt 8: Mit Angst dauerhaft umgehen

Sie haben nun viele Ansatzpunkte kennengelernt, Ängsten, Sorgen und Grübeleien die Wucht zu nehmen. Hier können Sie planen, wie Sie langfristig Ihre Angst meistern möchten.

Checkliste

Konten überprüfen

Angst hat viele Gesichter. Sie kann wenig ausgeprägt oder stark sein, sie kann verschiedene Lebensbereiche betreffen. In diesem Coaching haben Sie deshalb sehr unterschiedliche Übungen und Ansatzpunkte kennengelernt. Manche helfen dabei, Vermeidungsverhalten zu überwinden, andere lindern Sorgen und Grübeleien. Hier finden Sie eine Liste mit allen Techniken, die Sie kennengelernt haben. Suchen Sie sich zwei aus, die für Ihre Art von Angst – eher Sorgen/Grübeln oder eher Angst vor bestimmten Situationen – gut passen und die Ihnen zusagen oder geholfen haben:

- [ ] Immer mal wieder überlegen, welche Ängste bestehen und wie stark (oder wie wenig) sie behindern
- [ ] Vermeidungsverhalten erkennen und verstehen

- ☐ Situationen aufsuchen, obwohl man davor Angst hat, und es trotzdem tun. Stichwort: »Meine Angst und ich fahren U-Bahn.«
- ☐ Gute Gründe und Motivation finden, warum es sich lohnt, Situationen, vor denen man Angst hat, trotzdem aufzusuchen
- ☐ Katastrophengedanken erkennen, sich von ihnen distanzieren oder Alternativen finden
- ☐ Redeängste im Alltag überwinden, indem man sich auf die Situation selbst und auf Inhalte konzentriert und sich gut vorbereitet
- ☐ Redeängste im Alltag überwinden, indem man die Angst vor der Blamage entkräftet oder links liegen lässt
- ☐ Sorgengedanken ein hoffnungsvolles Bild entgegensetzen und Negatives mit Positivem ausbalancieren
- ☐ Einen neuen Umgang mit Stress finden und Ansprüche herunterschrauben
- ☐ Einen neuen Umgang mit Stress finden und sich für Dinge Zeit nehmen, die guttun
- ☐ Den Zusammenhang zwischen Stress und Angst verstehen und im Auge behalten

Wenn Sie einen oder zwei der Punkte angekreuzt haben, behalten Sie diese über das Coaching hinaus bei. Probieren Sie, immer mal wieder damit zu arbeiten. Stellen Sie sich außerdem noch folgende Fragen:

- Wie stark beeinträchtigen Sie Ihre Ängste im Moment in Ihrem Leben?
- Wie sehr verzichten Sie auf Dinge, die Ihnen wichtig sind?

- Wie viel haben die Techniken und Einsichten, die das Coaching vermittelt, Ihnen bereits gebracht?
- Was hat sich verändert?
- Haben Sie gemerkt, dass ein neuer, anderer Umgang mit Ihren Ängsten gelingt, ist alles so geblieben, wie es war, oder ist es schlimmer geworden?

Notieren Sie Ihr Fazit hier:

Wichtig: Haben Sie in dieser Reflexion gemerkt, dass das Coaching Ihnen gar nicht geholfen hat, obwohl Sie versucht haben, sich mit den Übungen auseinanderzusetzen? Dann ist das ein Hinweis darauf, dass es ratsam sein könnte, sich an eine Ärztin oder einen Psychotherapeuten zu wenden.

Drei Anregungen können Ihnen helfen, einen gesunden Umgang mit Ängsten auch über das Coaching hinaus zu gestalten. Suchen Sie sich die aus, die Sie für sich und Ihre Situation passend finden:

Grundlagen beachten

Regelmäßig und ausgewogen essen. Ausreichend Schlafen. Täglich ein bisschen Bewegung. Körperliche Erschöpfungszustände zu umschiffen ist eine gute Prävention gegen Angstspitzen und Grübeleien. Oft kann es schon sehr viel verändern, auf diese Basics zu achten.

Angst akzeptieren

In diesem Coaching haben Sie erfahren, dass es nicht darum geht, eine Angst für immer zu überwinden. Ein solcher Anspruch ist unrealistisch und führt dazu, dass man sich unnötig anstrengt. Um sich vor Augen zu führen, dass Angstgefühle immer mal wieder auftauchen, kann es helfen, einen Satz wie »Meine Angst und ich fahren U-Bahn« auf das ganze Leben auszuweiten und sich selbst zu sagen »Angst gehört zum Leben, sie begleitet mich« oder »Meine Angst und ich gestalten das Leben«.

Weiterdenken

So paradox es klingt: Wenn man zu irrationalen Sorgen neigt, kann es hilfreich sein, diese bis zu den schlimmsten Konsequenzen zu durchdenken. So kann es sich zum Beispiel lohnen, die Angst »Ich werde unter der Brücke landen« wirklich an sich heranzulassen und zu überlegen, wie es wäre, wenn man obdachlos werden würde. Man trifft dann oft auf eine noch existenziellere Angst, nämlich: »Es könnte mir so schlecht gehen, dass ich sterbe.« Wer diese tiefste Angst an sich heranlässt und sich ihr stellt, kann sie dann oft besser »sein« lassen – muss sie nicht ständig wieder aktivieren und durchdenken. Wenn Sie sich diese Art der Auseinandersetzung zutrauen, kann das viel verändern.

Buch- und App-Empfehlungen zum Weitermachen

Antonia Wille: *Angstphase. Warum ich meine Angst annehmen musste, um wieder frei und selbstbestimmt zu leben,* München: Piper, 2020.
Es gibt Bücher, die Angst machen. Und es gibt Bücher, die einen hinwegtragen, mit Leichtigkeit und Humor, obwohl es um etwas Ernstes geht: eine Angststörung. So eines hat die Journalistin Antonia Wille geschrieben. Sie erzählt darin anschaulich und eindringlich zugleich, wie sie mit dieser Erkrankung lebt, genauer gesagt: mit Katja. Denn so hat Wille ihre Angst genannt, die ungebetene Besucherin, die plötzlich auftaucht, im Aufzug oder im Möbelhaus. Wie man sich mit diesem Gefühl arrangiert, statt es zu bekämpfen – das möchte Wille in ihrem Erfahrungsbericht zeigen.

Ulrike Légé, Fabian Grolimund: *Huch, die Angst ist da! Wie sich Kinder und Eltern mit ihrem Angst-Monster aussöhnen können,* Göttingen: Hogrefe, 2021.
Der Vorteil an guten Kinder- und Jugendbüchern ist, dass auch Eltern etwas davon haben und danach nicht nur ihren Nachwuchs, sondern auch sich selbst besser verstehen. In dem hübsch illustrierten Sach- und Mitmachbuch lernen Groß und Klein mit kleinen Schritten, das immer wieder auftauchende Angst-Monster zu verstehen und zu umarmen. So wird aus der Bedrohung eine Begleiterin. Das Buch steht in der Tradition des unerreichten »Angstmän« von Hartmut al Kurdi.

Eni Becker, Jürgen Margraf: *Vor lauter Sorgen. Selbsthilfe bei generalisierter Angststörung,* Weinheim: Beltz, 2017.
Das Autorenteam besteht aus Psychologieprofis. Ihr Leitfaden für Betroffene und deren Angehörige hilft, die »generalisierte Angststörung« zu erkennen, von anderen Angsterkrankungen also zu unterscheiden, und richtig zu reagieren. Der Leitfaden enthält drei wichtige Schritte im Umgang mit der Angst: Entspannung, die Sorgen zu Ende denken, Entlastung. In der zweiten Auflage ist der Leitfaden auch ausgestattet mit Achtsamkeitsübungen und Onlinematerial zum Downloaden.

Roland Paulsen: *Die große Angst. Warum wir uns mehr Sorgen machen als je eine Gesellschaft zuvor,* München: Mosaik, 2021.
Warum nimmt die Zahl der Angststörungen zu, obwohl das Leben in der Wohlstandsgesellschaft so sicher ist? Diese Frage hat sich der schwedische Soziologieprofessor Roland Paulsen gestellt. In seinem klugen Buch kommt er zu dem Schluss, dass es gerade der Komfort und die Entfremdung vom Unmittelbaren sind, die zu einer niederfrequenten Dauerangst führen. Wer morgens noch ein Holzscheit in den Ofen wirft, statt die Wohnung von der Fernwärme heizen zu lassen, so Paulsens These, der konzentriert sich auf die Gegenwart, statt sich Sorgen um die Zukunft zu machen.

Balloon-App: *www.balloonapp.de*
Stressreduktion durch Meditation: Die App soll helfen, »das Gedankenkarussell anzuhalten«, Stress zu reduzieren und zur

Ruhe zu kommen. Entwickelt hat sie der Psychologe und Achtsamkeitstrainer Boris Bornemann, der die Meditationen auch anleitet. Der Einstieg ist gratis, das Monatsabo kostet rund zwölf Euro. Ein Spar-Tipp: Die App kooperiert mit einigen gesetzlichen Krankenkassen.

KAPITEL 2

Resilienz stärken

Krisenfest

Wie gut Menschen mit Schicksalsschlägen zurechtkommen, hängt von ihrer inneren Widerstandskraft ab. Diese entwickelt sich in der Kindheit – aber sie lässt sich auch fördern.

Von Katja Thimm

Die Flut am 14. Juli 2021 hatte die Bewohner überrascht, unter anderem in den Gegenden an der Erft, der Ruhr und anderen Nebenflüssen des Rheins. Zerstörte Häuser und verschüttete Straßen, überall Spuren von Verwüstung. Wer durch das Ahrtal fährt, erkennt bis heute das Ausmaß der Katastrophe. Die Menschen sahen ihre Schlafzimmerschränke davontreiben und ihre Fotoalben, die Häuser, die Hunde. Und manche ihre Angehörigen. Dabei hatten damals alle gehofft, nach eineinhalb Jahren Pandemie sei es endlich vorbei mit Ausnahmezuständen und Existenzangst.

Wie lässt sich eine solche Erfahrung aushalten? Wie kann es Menschen nach einem derartigen Unglück, nach schwerer Krankheit oder anderen elementaren Krisen gelingen, möglichst ohne Beschädigung weiterzuleben und den Alltag zu bewältigen? Wie überwindet eine Gesellschaft die Seelenbilanz einer Pandemie: die Folgen von Isolation und Ausgangssperren, die ständige Angst vor einer lebensbedrohlichen Krankheit und dem Tod?

Psychologen, Ärzte, Forscher und Therapeuten haben einen Fachbegriff für das, was es für die Wiedereroberung der Normalität braucht: Resilienz. Gemeint ist damit die Fähigkeit, nach Schicksalsschlägen zu einem zufriedenen, erfüllten Leben zurückzufinden. Der sperrige Begriff erobert den Markt für Seelenheil und Wohlbefinden schon seit einigen Jahren. Ursprünglich bezeichnete Resilienz bloß die Eigenart elastischen Materials, immer wieder in die alte Form zurückzufinden. Inzwischen gilt sie »als zentraler Indikator für eine Aufrechterhaltung der psychischen Gesundheit«, wie es in einer Studie der Universität Jena heißt. Denn Resilienz bedeutet nicht nur einen angemessenen Umgang mit aufreibenden Alltagssorgen, den viele gern beherrschen würden. »Wir verstehen darunter die Eigenschaft, während oder nach schweren Krisen psychisch stabil zu bleiben oder rasch in einen seelischen Normalzustand zurückzukehren«, sagt Klaus Lieb, der als Professor für Psychiatrie und Psychotherapie das Leibniz-Institut für Resilienzforschung in Mainz mitbegründet hat. »Und wir gehen von einer Fähigkeit aus, die prinzipiell jeder erlernen und trainieren kann.«

Es ist ein tröstlicher Gedanke: Da gibt es ein Konzept, wissenschaftlich fundiert und erprobt, das der Menschheit dabei helfen könnte, trotz existenzieller Krisen psychisch einigermaßen unbeschadet zu bleiben. Doch wie bleibt oder wird man resilient, wenn einem nicht einmal mehr eine Kaffeetasse bleibt, weil Sturzfluten den gesamten Besitz vernichtet haben? Wenn einen wochenlang Bilder verfolgen, auf denen Menschen auf Isolierstationen einsam sterben, weil sie ein ansteckendes, todbringendes Virus in sich tragen? Wie wirkt es sich aus, wenn ganze Nationen während einer Pandemie die üblichen Sicherheiten und Alltagsroutinen verlieren – und jeder und jede Einzelne Teile seiner und ihrer Freiheit? Kann in solchen Situationen überhaupt Resilienz entstehen? Die Chancen stehen so schlecht nicht: Mit Katastrophen, Trauer und Verzweiflung zurechtzukommen ist eine Kernkompetenz der Menschheit, ohne diese Fähigkeit hätte sie weder überleben noch sich fortentwickeln können. In gewissem Umfang braucht der Mensch sogar schwierige Erfahrungen, um Resilienz zu entwickeln, sagen Psychologen und Ärzte. Und tatsächlich, das ist die gute Nachricht, lässt sich die Resilienz eines Menschen fördern.

Doch wie gut oder schlecht es jedem und jeder gelingt, hängt von den Persönlichkeitseigenschaften und Lebensumständen ab: Wer grundsätzlich zu den Optimisten gehört und sich in der Welt von seinen Mitmenschen getragen fühlt, hat gute Chancen. Wer schon in sicheren Zeiten zu Selbstzweifeln neigt, braucht in Krisen oft umso mehr Unterstützung. Die Zahl der Menschen, die sich wegen existenzieller Fragen und Nöten an Ärzte und Psychologen wenden, ist während der Pandemie gestiegen.

Erste Hinweise, warum manche Menschen selbst an schwierigsten Erfahrungen nicht zerbrechen, brachte eine Langzeitstudie der US-amerikanischen Entwicklungspsychologin Emmy Werner. 1955 hatte sie damit begonnen, die

Lebensläufe von fast 700 Jungen und Mädchen auf einer hawaiianischen Insel zu untersuchen. Mehr als 40 Jahre lang begleitete sie ihre Probanden. Das überraschende Ergebnis: Obwohl viele von ihnen in Armut, einer zerrütteten Familie oder mit anderen Risikofaktoren aufwuchsen, entwickelte sich ein Drittel dieser belasteten Kinder zu leistungsfähigen, zuversichtlichen und fürsorglichen Erwachsenen. Sie zeigten jene »Selbstwirksamkeit«, die Menschen in die Lage versetzt, eigene Bedürfnisse zu erkennen, Probleme anzugehen und das Leben zu gestalten. Sie hatten Selbstvertrauen, sie waren entscheidungsbereit, verantwortungsbewusst und selbstbeherrscht, sie verfolgten Ziele, die sie als sinnvoll empfanden. Und jedem stand mindestens ein Vertrauter nahe, der ihn mochte, förderte und ermutigte.

Auch in den Studien Friedrich Lösels finden sich diese zentralen Bausteine seelischer Gesundheit. Der Professor für Psychologie hatte das Fachwort Resilienz vor rund 30 Jahren in der deutschen Wissenschaft eingeführt, als er untersuchte, warum sich manche Jungen und Mädchen in Kinderheimen besser entwickeln als andere. So wie die meisten anderen Fähigkeiten lasse sich Resilienz am besten in der Kindheit fördern, meinen Forscher. Besonders wichtig sei die Erfahrung einer sicheren Bindung an einen anderen Menschen: Ein sicher gebundenes Kind fühle sich nicht nur geborgen, sondern es lerne, sich und sein Verhalten einzuschätzen, weil Mutter oder Vater darauf reagieren. Es übe ein, der Welt zu vertrauen, weil in scheinbar hilflosen Momenten eben doch jemand da ist. Nicht nur Eltern, auch Nachbarn, Lehrer oder Erzieher könnten solche Bindungspersonen sein. Praktische Intelligenz und die Bereitschaft, soziale Unterstützung und Hilfe zu suchen, zählten ebenfalls zu den resilienzfördernden Faktoren, meint Lösel. Und eine gewisse innere Gelassenheit, die es jemandem ermögliche, sich äußeren Einflüssen teilweise zu entziehen – es aber zugleich erlaube, sich an unabänderliche Situationen anzupassen. Ohnehin scheinen jene Menschen besser mit Krisen zurechtzukommen, denen es auch in gewöhnlicheren Zeiten eher leichtfällt, sich auf neue Erfahrungen einzulassen.

Vieles, was Menschen nach existenziellen Tiefschlägen als stützend empfinden, passt zu den Erkenntnissen der Langzeitstudien von Emmy Werner oder Friedrich Lösel: Keinen Groll zu hegen hilft dem Regenerationsprozess; auch den Schmerz zuzulassen unterstützt in vielen Fällen die Selbstheilung des Gemüts, vor allem wenn Menschen zugleich darauf vertrauen, dass sie irgendwann zu einer inneren Balance zurückfinden werden. Viele allerdings brauchen dabei die Fürsorge ihrer Mitmenschen: Wer um einen Angehörigen trauert, seine Arbeit verloren hat oder seine Miete nicht mehr bezahlen kann, ist auf die Geduld und die praktische Hilfe anderer angewiesen – auf Freunde, die Unterschlupf gewähren, auf Familienmitglieder, die stundenlang zuhören, auf verständnisvolle Arbeitgeber, auf wohlmeinende Kollegen und Kolleginnen. Im Ahrtal und in den anderen überfluteten Gebieten haben Tausende Freiwillige vom ersten Tag an mit angepackt, sie haben Schutt weggekarrt, Essen gekocht, Kleidung verteilt, und sie gingen den Leidtragenden beim Wiederaufbau zur Hand. Die Tatkraft dieser Helferinnen und Helfer, so war dort immer wieder zu hören, sei bereits ein Trost.

Es ist ein Verhalten, von dem alle profitieren: Wer anderen hilft, stabilisiert auch die eigene Seele. Zusammenhalt fördert jene Kräfte, die nötig sind, um in einer aussichtslos erscheinenden Situation wieder Mut zu fassen oder auf zukunftsweisende Ideen zu kommen. Auch scheinbar kleine Alltäglichkeiten führen nachweislich dazu, dass man sich stabiler und belastbarer fühlt: der Minutenschlaf zwischendurch, die täglichen Gymnastikübungen im Homeoffice oder die Freude darüber, dass trotz der Flut auch in diesem Herbst an der Ahr einige Weinfeste gefeiert werden konnten.

Nur: Warum all das hilft, kann bislang niemand genau sagen. Und welche Methoden sich besonders gut eignen, um die Resilienz eines krisengeschüttelten Menschen zu stärken, lässt sich schwer verallgemeinern. Eines ist gewiss: Die Abläufe sind komplex. Niemand bewältigt Krisen, indem er in Coachingstunden lernt, die Mundwinkel zu heben. Doch welches Zusammenspiel von Netzwerken im Gehirn den Menschen überhaupt erst in die Lage versetzt, resilient zu sein, ist noch ungewiss.

Weltweit forschen Ärzte, Neurobiologen und Psychologen in Labors mit Tierversuchen, Testreihen und Modellprojekten nach den übergeordneten Mechanismen. Im Mainzer Leibniz-Institut für Resilienzforschung wird mithilfe hochauflösender Kernspintomografen untersucht, wie Resilienz im Gehirn verankert sein könnte. Mehr als 1000 ausgewählte Männer und Frauen tragen seit einigen Jahren in regelmäßigen Abständen Minicomputer mit sich, in die sie mehrmals am Tag eintippen, in welchem Ausmaß sie sich durch die »Stressoren« ihres Lebens belastet fühlen. Mit Beginn der

Coronakrise erhielten sie zusätzliche Fragen: welche Ängste und Nöte sie im Pandemiealltag haben, ob sie sich sozial geborgen fühlen, auf die Hilfe von Freunden und Angehörigen zurückgreifen können, ob sie über vertraute Gesprächspartner verfügen und sich trotz der Einschränkungen handlungs- und entscheidungsfähig vorkommen.

Auch Mäuse erleben im Dienst der Forschung unterschiedliche Formen von Stress und erhalten anschließend chemische Substanzen, etwa in Form von Medikamenten, die möglicherweise resilienzfördernd wirken. Wie immer sind derartige Ergebnisse aus Versuchen mit Tieren nur begrenzt auf den Menschen übertragbar. Doch sie helfen den Forschern, ihre Annahmen zu überprüfen.

Fühlt sich eine werdende Mutter chronisch belastet, können die dann im Übermaß ausgeschütteten Stresshormone die Widerstandsfähigkeit des sich entwickelnden kindlichen Gehirns beeinträchtigen, lautet solch eine Annahme. Ein eher resilient arbeitendes Gehirn kann emotionalen Botschaften besser gegensteuern, heißt eine weitere. Oder: Manche Menschen gleichen Stress leichter aus als andere, weil in ihrem Gehirn bestimmte Botenstoffe in einer höheren Konzentration vorkommen. Verstehe man solche Ergebnisse noch genauer, lasse sich Resilienz besser und gezielter trainieren, so hoffen viele Wissenschaftler.

Der Pionier Friedrich Lösel blickt skeptisch auf solche Ideen. Was Resilienz ausmache, sei wohl zu komplex und individuell, als dass man es auf diese Weise steuern könne, meint er. Anders als früher stimmen die meisten Experten heute jedoch darin überein, dass seelische Robustheit das Ergebnis einer Entwicklung ist und soziale Einflüsse eine große Rolle spielen. Anfangs wurde Resilienz eher für eine angeborene Eigenschaft gehalten, die jene Helden auszuzeichnen schien, die trotz aller Widrigkeiten am Ende unverletzt und strahlend wie im Märchen dastehen: die Aschenputtels und Oliver Twists der Wirklichkeit. Inzwischen gilt die Erkenntnis, dass auch eine ausgeprägte innere Stärke niemanden vor seelischem Schmerz schützt. Verletzlichkeit ist eine Grundbedingung des Menschen – und nicht wenige, die als resilient gelten, tragen ein Leben lang an leidvollen Erfahrungen, so unterschiedlich ihre Not auch ist: Kriegsflüchtlinge, Verfolgte, Ikonen der Zeitgeschichte wie der südafrikanische Freiheitskämpfer Nelson Mandela oder jene Männer und Frauen, die in der Coronapandemie Angehörige verloren haben oder nach einer Naturkatastrophe die Trümmer ihrer Existenz neu zusammensetzen müssen. Und auch dass jene, die phasenweise tief verzweifeln oder gar an Suizid denken, in der Bilanz als resilient gelten können, ist eine neuere Sicht auf die innere Stärke von Menschen.

Noch ist unvorhersehbar, welche langfristigen seelischen und körperlichen Folgen der mühselige jahrelange Wiederaufbau der vielen überfluteten Ortschaften haben wird. Die langfristigen Auswirkungen der Coronapandemie sind auch nach ihrem offiziellen Ende noch nicht überschaubar. Nicht alle haben Corona-Jahre als grundsätzlich negativ empfunden. Die Daten der Langzeitstudie aus dem Mainzer Leibniz-Institut zeigten, dass zumindest die eher jungen Menschen mit akademischem Hintergrund im ersten Lockdown seltener über Alltagsstress klagten und sich psychisch weniger belastet fühlten. Andererseits warnten Fachleute in einem Bericht der Deutschen Psychotherapeuten-Vereinigung bereits im Mai 2020, dass Corona die Psyche der Menschen voraussichtlich noch länger beschäftigen werde. Sie haben recht behalten.

Anders als akuter Stress, der oft eine gesteigerte Konzentration und Leistungsfähigkeit mit sich bringt, wirkt eine fortwährende Belastung schädlich. Weil Stresshormone wie Adrenalin und Cortisol den Körper gewissermaßen überfluten, lässt sie den Menschen nicht zur Ruhe kommen. Zahlreiche Studien weisen darauf hin, dass dauerhaft empfundene Belastungen das Risiko für Herz-Kreislauf-Krankheiten erhöhen, Depressionen begünstigen oder chronische Schmerzen fördern. Doch wer sich selbst beobachtet, kann lernen, den Grad der eigenen Belastung einzuschätzen – auch diese Achtsamkeit gehört zu einem resilienten Verhalten.

Wer regelmäßig abends lange wach liegt oder nachts immer wieder aufwacht und sich mit Grübelschleifen quält, gilt als gefährdet. Wer tagsüber fahrig von Aufgabe zu Aufgabe springt, ebenfalls. Auch wer von sich erwartet, die Folgen einer monatelangen psychischen und physischen Belastung wie nebenbei wegzustecken, kann sich schnell überfordern. Seelische Stabilität sei eine möglichst ausgeglichene Bilanz aus Risiko- und Schutzfaktoren, urteilte bereits die Entwicklungspsychologin Emmy Werner. Sie folgerte daraus, dass sich Menschen auf ihre schlummernden Fähigkeiten und den tragfähigen Kern ihres Lebens besinnen können, wenn es schwierig wird: auf ihre Freunde, ihren Lieblingssport, ihre Talente.

Es gelte, das Bewusstsein für solche Gegengewichte zu schärfen, dann wachse auch die Gelassenheit, manches besser hinnehmen zu können, sagen Resilienztrainer heute. Eine Art Zaubermittel gegen Stress und Belastungen können sie nicht vermitteln – wer das verspricht, entlarvt sich als unseriös. Resilienz verlangt Eigeninitiative: Es geht darum, Dinge so zu verändern, dass man sich weniger belastet fühlt. Dass es der Seele gut bekommt zu handeln, ist vielfach belegt. Häufig scheint die psychische Stabilität durch überwundene Krisen sogar zuzunehmen, Psychologen sprechen von einem posttraumatischen Wachstum. Die schmerzvollen Erlebnisse brächten Klarheit darüber, was man brauche, um zufriedener zu leben.

Wer es in Krisen schaffe, sich treu zu bleiben und sein Verhalten nach seinen seelischen Bedürfnissen auszurichten, dem gelinge am ehesten ein resilientes Leben, so sagt es der Bremer Neurowissenschaftler Gerhard Roth. Gegen die eigenen Bedürfnisse zu arbeiten halte auf Dauer niemand aus. Der Hirnforscher widmet sich seit Jahren der Frage, wie das Gehirn seelische Prozesse beeinflusst und in welchem Ausmaß sich dieser Vorgang steuern lässt. Er spricht von einer lebenslangen Aufgabe – Ausgang ungewiss. Wochenendseminare, Coaching oder Lektüre könnten allenfalls einen Anstoß geben, Persönlichkeitseigenschaften seien in ihren neuronalen Strukturen hartnäckig.

Vor einem warnt Roth genauso wie der Psychiater Klaus Lieb und andere Entwicklungsforscher: davor, die Idee der Resilienz gesellschaftlich zu missbrauchen. Es gehe bei alldem nicht darum, Menschen eine möglichst umfassende seelische Robustheit anzutrainieren, um ihnen möglichst viel zumuten zu können. Das kann im Umkehrschluss nur bedeuten, dass jene, die es im Leben hart trifft, sich auf die Solidarität der anderen verlassen können müssen.

Ein fast normales Leben

Seit seiner Kindheit ist Joachim Mohr herzkrank. Jeder Infekt könnte tödlich sein. Mit seinen Ängsten kommt er trotzdem zurecht.

Ich lag angeschnallt auf einem harten Operationstisch der Universitätsklinik Tübingen, von meiner Leiste aus hatten die Ärzte einen Katheter bis in den rechten Vorhof meines Herzens geschoben. Einer der Mediziner drehte einen Schwarz-Weiß-Bildschirm zu mir, deutete auf einen grauen Fleck und sagte, dass dies ein Loch in meiner Herzscheidewand darstelle. Und dass das leider nicht der einzige Defekt meines Herzens sei. Später erklärte er mir, dass ich ohne Operation nicht alt werden würde. Sie könnten versuchen, das Loch zu schließen, aber er befürchte, dass sie mich nicht vollständig gesund machen könnten. Das war im Frühjahr 1983, ich war gerade 20 Jahre alt – und seit diesem Tag war mein Leben nie mehr wie zuvor.

Es kam wie vorhergesagt: Bis heute musste ich mich fünf Eingriffen an meinem Herzen unterziehen, unzählige Male war ich in Kliniken, immer wieder kamen Notarztwagen, um mich abzuholen, Dutzende Male konnte mein Herzschlag nach Herzrhythmusstörungen nur durch Elektroschocks wieder dazu gebracht werden, normal zu schlagen. Ich schluckte Berge von Tabletten, manche halfen, manche nicht, manche quälten mich mit Nebenwirkungen.

Seit damals lebe ich in Angst, Angst um mein Herz, Angst, dass meine Gesundheit sich weiter verschlechtert, Angst zu sterben. Seit damals befinde ich mich in einem permanenten Ausnahmezustand. Aber gleichzeitig bin glücklich verheiratet, habe eine tolle Tochter, habe mehr als 30 Jahre gern als SPIEGEL-Redakteur gearbeitet und führe ein – fast – normales Leben. Ich habe viel Schönes erlebt. Nicht schlecht für ein so malades Herz, denke ich oft.

Bei schwer herzkranken Menschen sind Ängste verständlich, schließlich erleben wir die Blutpumpe in unserem Brustkorb als unser zentrales Organ. Und schlägt das Herz nicht mehr, ist es ein für alle Mal finito. Schon vor der Coronapandemie lief meine private Horrorshow hin und wieder auf Hochtouren: Werde ich durch meine Herzrhythmusstörungen irgendwann eine Lungenembolie oder einen Gehirnschlag erleiden? Beides kommt vor. Werden sich meine Rhythmusstörungen einmal zu einem lebensbedrohlichen Kammerflimmern entwickeln? Auch das kann passieren.

Existenzielle Ängste versuchen häufig, das ganze Leben eines Menschen zu bestimmen: Sie sorgen für Albträume und schlechten Schlaf, lassen alltägliche Dinge schwierig werden, vermiesen vielerlei Freude und Genuss, können Betroffene depressiv machen und sie nach außen unsympathisch erscheinen lassen. Was also tun? Was mache ich, um mit meiner Angst zurechtzukommen? Gibt es Tipps und Tricks?

Zuerst einmal gilt es, die Angst bis zu einem gewissen Grad zu akzeptieren. Angst zu verleugnen, die eine reale Grundlage hat, also mein krankes Herz oder das Coronavirus, funktioniert nicht. Höchstens Sie schalten Ihr Oberstübchen mittels Alkohol oder anderer psychoaktiver Substanzen aus, was aber dummerweise immer nur für kurze Zeit wirkt und längerfristig ärgerliche Nebenwirkungen hat. Weder das Verklären noch das Dramatisieren hilft, wenn es ums Überleben geht. Nur wer einen nüchternen und klaren Blick auf sich selbst und die Welt besitzt, kann sich in schwierigen Lagen richtig entscheiden.

Deshalb sollten Sie die Dinge tun, die helfen, die realen Ursachen Ihrer Angst zurückzudrängen. So trinke ich keinen Alkohol und rauche nicht, weil mein krankes Herz das nicht mag. Und da hohes Fieber oder Magen-Darm-Infekte für mich riskant sind, auch diese beiden Dinge schätzt mein Herz nicht, fahre ich immer mit dem Fahrrad statt mit öffentlichen Verkehrsmitteln und versuche, mich von Menschen mit Infekten, so gut es geht, fernzuhalten. In Zeiten des Coronavirus wiederum ist es nicht nur medizinisch sinnvoll, sondern auch die Nerven beruhigend, sich an die von Experten empfohlenen Verhaltensweisen zu halten. Das beugt all den gemeinen Hätte-ich-nur-Gedanken vor.

Ich will deshalb ein Loblied auf eine Sekundärtugend anstimmen. Es lebe die Disziplin! Die US-Schauspiellegende Katharine Hepburn (1907 bis 2003), vier Oscars hat sie gewonnen, soll gesagt haben: »Ohne Disziplin kein Leben.«

Und so ist es. Das gilt besonders für kranke Menschen. Wer gesund bleiben oder werden will, der braucht immer auch Disziplin. Wer sich gehen lässt, wird kaum ein Leiden besiegen. Und sogar in Zeiten einer Pandemie hilft Disziplin gegen die Angst, denn sie gibt einem Halt.

Zugleich soll eine großartige Fähigkeit des Menschen nicht unterschätzt werden, nämlich die des Verdrängens. Unser aller Couch-Pate Sigmund Freud hat vor mehr als einem Jahrhundert gewarnt, dass traumatische Ereignisse, die der Mensch in sein Unterbewusstsein verbanne, später als seelische Störungen wieder an die Oberfläche kämen und das Opfer ärgerten. Der Psychiater Klaus Dörner sieht das hingegen viel weniger dramatisch, er hält es vielmehr für den Normalfall, dass Menschen Schicksalsschläge »wegleben« und »wegnormalisieren«, wie er es nennt. Ein Unglück muss einen Menschen nicht zwingend dauerhaft quälen.

Also geben Sie sich hemmungslos dem Augenblick hin: Trinken Sie eine Tasse leckeren Kaffee, erfreuen Sie sich an Sonnenstrahlen oder Regengüssen vor dem Fenster, genießen Sie Musik oder Filme, laufen Sie nachts durch die leeren Straßen, oder basteln Sie Ritterburgen aus Papier. Machen Sie, was Ihnen gefällt. Nur wer aktiv ist, fühlt sich mächtig, nur wenn Sie lebendig sind, können Sie das Gefühl des Ausgeliefertsein in den Hintergrund drängen.

Und bewegen Sie sich! Gehen Sie spazieren, joggen Sie, fahren Sie mit dem Fahrrad, gehen Sie ins Fitnessstudio oder trainieren Sie im Wohnzimmer, boxen Sie auf einen Sandsack oder ein Sofakissen, egal, aber spüren Sie sich und Ihren Körper! Dafür müssen Sie kein Supermann sein. Aufgrund meiner Herzoperationen und meiner Medikamente kann mein Puls auf nicht viel mehr als 70 Schläge pro Minute steigen, mein Herz ist ein stark gedrosselter Motor sozusagen, Vollgas geht nicht. Ich radle langsam und werde von fast allen anderen überholt, aber das ist mir egal, denn es tut mir gut! Es hilft nicht nur meinem Körper, sondern auch meiner Psyche.

Und was habe ich im durch das Coronavirus erzwungenen Homeoffice gemacht? Jeden Tag habe ich einen fünf Kilometer langen Spaziergang unternommen, morgens, abends, nachts, wann es eben zeitlich passte. Ich hatte meine feste Runde, ohne die ging es nicht ins Bett. Aber wie sich motivieren? Wie sich zwingen zu Dingen, die einem beschwerlich erscheinen? Ich male mir meine Ziele und die damit verbundenen Vorzüge blumig aus. Ich versuche, jeden noch so kleinen Fortschritt wahrzunehmen und mich darüber zu freuen. Und ich lobe mich selbst für das, was ich erreicht, was ich geleistet habe. In meiner Welt bin ich der große Krieger! Klingt banal? Mag sein, funktioniert aber.

Und was hilft noch gegen Angst? Familie, Freunde, Bekannte – andere Menschen! Man fühlt sich einfach besser, wenn man Kontakt zu anderen Menschen hat. Zahlreiche Studien belegen, dass menschliche Nähe eine erstklassige Heilkraft ist.

Sollte Ihre Angst Sie längerfristig beherrschen und Ihnen jede Luft zum Atmen nehmen, dann können Sie sich Hilfe holen. Als mich nach vielen Jahren des Kampfes mit meinem Herzen hin und wieder regelrechte Panikattacken packten, nicht nur bei Unregelmäßigkeiten meines Herzschlags, sondern morgens beim Aufstehen, bei der Arbeit, beim Lesen oder Fernsehen, scheinbar ohne Anlass, reichte es mir. Ich wollte mir nicht dauerhaft von der Angst das Leben vermiesen lassen. Also dachte ich pragmatisch: Für dein Herz gehst du zum Kardiologen, also gehst du für deine Psyche zum Psychologen. Du brauchst Unterstützung, eine Art geistiges Fitnesstraining, um neue Kräfte zu sammeln.

Einen geeigneten Therapeuten zu finden kostet womöglich ein wenig Mühe, aber es kann sich lohnen – mir jedenfalls hat eine Verhaltenstherapie geholfen. Dabei geht es nicht um tiefenpsychologische Erkundungen des seelischen Urschleims, sondern um das konkrete Verändern von Verhaltensweisen, damit es im Alltag einfach besser läuft.

Natürlich gibt es auch die kleinen angstlösenden Helferlein aus dem Chemiebaukasten der Pharmaindustrie, Wirkstoffe wie etwa Lorazepam. Die sollte man allerdings nur unter strenger ärztlicher Kontrolle einnehmen, da sie über erhebliches Suchtpotenzial verfügen. Es will sich anschließend ja niemand in dunklen Ecken hinter Bahnhöfen damit versorgen müssen.

Manchmal verfluche ich mein Herz und wünsche das ganze Universum in Schutt und Asche. Dann vielleicht kurz rumtoben – vor allem aber tief Luft holen und weitermachen. Darum geht es – weitermachen. Denn nur wer weitermacht, kann auch wieder Schönes erleben.

CHECK

Starke Seele

Wie stabil ist Ihr psychisches Wohlbefinden? Mit diesen Checklisten finden Sie heraus, ob Sie auch in stürmischen Zeiten die Ruhe bewahren. Und wie Sie Ihre innere Stärke weiter ausbauen können.

Können Sie Krisen etwas abgewinnen? In schwierigen Zeiten den Kopf oben zu behalten ist eine wichtige Grundlage für Zufriedenheit. »Wenn es uns gelingt, eine gute Beziehung zu uns selbst aufzubauen und mit Interesse und auf Augenhöhe in Kontakt mit unserer Umwelt zu sein, werden wir auch schwierige Zeiten Schritt für Schritt souverän meistern«, sagt die Fachärztin für Psychosomatik, Therapeutin und Autorin Mirriam Prieß. Sie hat die Checks mitkonzipiert, die zeigen, welche Facetten innerer Stärke bei Ihnen bereits gut aufgestellt sind – und wo eine persönliche Entwicklung lohnt.

Aufgabe

Beantworten Sie die Aussagen auf den folgenden Listen mit Ja oder Nein. Wenn Sie sich nicht sicher sind, wählen Sie die Antwort, die eher passt. Zählen Sie alle Ja-Antworten zusammen, und notieren Sie die Zahl im Extrakästchen.

1

	Ja	Nein
Ich habe nicht die Erfahrung gemacht, dass man aus Niederlagen unbedingt etwas lernt.	☐	☐
Ich stelle manchmal fest, dass ich anderen die Schuld gebe, wenn etwas anders läuft, als ich es mir vorgestellt habe.	☐	☐

	Ja	Nein
Meiner Meinung nach gehört zu einem guten Leben dazu, dass es möglichst wenige gravierende Tiefpunkte gibt.	☐	☐
Wenn etwas schiefläuft, ist mein erster Gedanke: »Das hätte nicht passieren dürfen!«	☐	☐
Wenn Bekannte länger in Krisen feststecken und immer wieder davon erzählen, bin ich genervt.	☐	☐

Ergebnis: __________ x Ja

2

Ich bin ich neugierig, die Meinung des anderen zu hören. Monologisieren finde ich uninteressant.	☐	☐
Ich mag es, wenn mich jemand in ein neues Restaurant oder zu einem Konzert mitnimmt. Ich lasse mich gern überraschen.	☐	☐
Meine schönsten Urlaubserinnerungen sind die an Situationen, die wir nicht geplant hatten.	☐	☐
Meine Freundinnen und Freunde sagen mir, dass ich anderen gut zuhören kann.	☐	☐

Aussage	Ja	Nein
Ich rede nicht hinter dem Rücken anderer schlecht über sie. Ich wende mich direkt an die Person und spreche mit ihr.	☐	☐

Ergebnis: ________ x Ja

3

Ich habe ein paar Leidenschaften, die keiner in meinem Umfeld versteht. Macht nichts, mir machen sie Freude.	☐	☐
Manchmal muss ich über mich selbst lachen.	☐	☐
Ich kümmere mich gut um mich. Ich sorge für ausreichend Schlaf, ausgewogene Ernährung, Bewegung.	☐	☐
Ich kann in der Regel ziemlich genau sagen, was ich gerade fühle und wie es mir geht.	☐	☐
Wenn ich zum Beispiel traurig oder enttäuscht bin, kann ich mich gut selbst trösten.	☐	☐

Ergebnis: ________ x Ja

4

Aussage	Ja	Nein
Ich könnte aus dem Stand drei Menschen nennen, die ich nachts um drei Uhr anrufen kann, wenn Not am Mann ist.	☐	☐
Ich weiß ungefähr, womit sich meine Freunde und engen Kollegen derzeit im Leben beschäftigen, was sie freut und was sie belastet.	☐	☐
Im Gespräch mit anderen bleibe ich auf Augenhöhe. Ich mache mich innerlich nicht kleiner, aber auch nicht größer als mein Gegenüber.	☐	☐
Ich kann Menschen vertrauen. Nicht naiv vertrauen. Aber erst mal gehe ich davon aus, dass mein Gegenüber mir nichts Böses will.	☐	☐
Ich kann zum Wohle meines Teams/meiner Familie von meinem Standpunkt abweichen. Das Wir ist mir wichtiger als Rechthaberei.	☐	☐

Ergebnis: ________ x Ja

5

	Ja	Nein
Ich sage nicht gern Nein. Aber wenn ich Nein sage, dann stehe ich auch dazu. Auch wenn es Konflikte verursacht.	☐	☐
Wenn Menschen von ihrem Leid erzählen, kann ich meist verstehen, was für sie so schlimm ist, ohne mich emotional mitreißen zu lassen.	☐	☐
Ich gebe es zu, wenn ich einen Fehler gemacht habe. Es ist ja besser, den Fehler zu beheben, als etwas zu vertuschen.	☐	☐
Schon als Kind konnte ich meinen Eltern sagen, was ich denke und fühle – sie waren gute, einfühlsame Zuhörer.	☐	☐
Ich weiß, was ich richtig gut kann – und worin ich weniger gut bin.	☐	☐

Ergebnis: __________ x Ja

6

	Ja	Nein
Ich fühle mich oft erschöpft. Ich ackere und ackere, aber irgendwie komme ich nicht voran.	☐	☐
Wenn etwas schiefgeht, ärgere ich mich sehr lange. Manchmal artet es in regelrechte Grübelattacken aus.	☐	☐
Ich kann mir einiges, was in meinem Leben passiert ist, nicht verzeihen.	☐	☐
Ich bewundere Menschen, die trotz Schicksalsschlägen das Vertrauen ins Leben nicht verlieren. Ich könnte das wohl nicht.	☐	☐
Ich denke oft, dass ich mir gern eine Auszeit nehmen würde, um über mich und mein Leben zu reflektieren. Aber ich schaffe es nicht.	☐	☐

Ergebnis: __________ x Ja

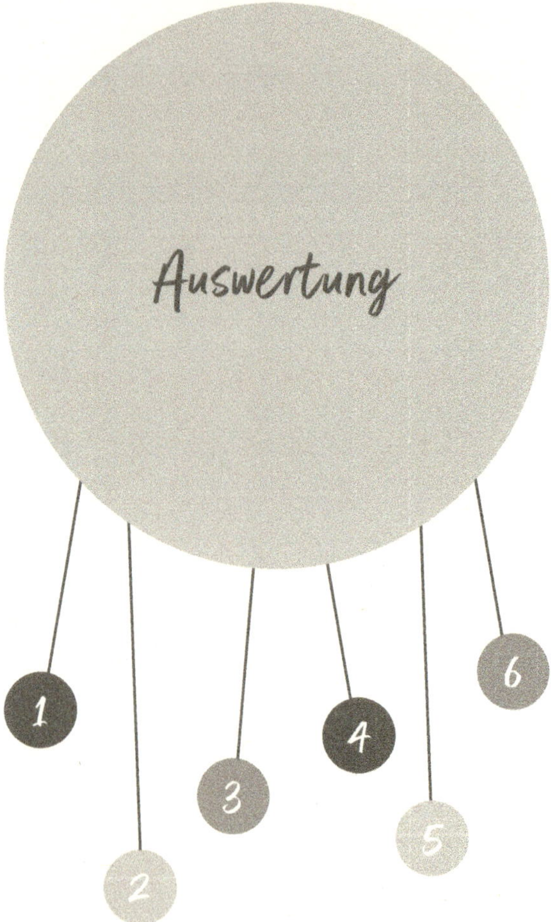
Auswertung
1
2
3
4
5
6

1 Einstellung zu schwierigen Lebenssituationen

Falls Sie bei diesen Fragen spontan mehr als zweimal mit Ja geantwortet haben, fällt es Ihnen vermutlich eher schwer zu akzeptieren, dass Tiefpunkte zum Leben gehören. Vielleicht denken Sie, man müsse nur vorsichtig genug sein, um größere Niederlagen oder Schwierigkeiten zu vermeiden. Vielleicht denken Sie auch, dass es für jedes Problem eine schnelle Lösung gibt. Doch gerade die Coronapandemie hat uns gezeigt, dass im Leben Dinge passieren, die wir nicht vorhersehen oder vermeiden können, die wir nicht beherrschen und die alles durcheinanderwirbeln. Viele Menschen erleben dies auch auf persönlicher Ebene als krisenhaft. Dabei zeigt das Gefühl von Krise auf psychologischer Ebene schlicht an, dass wir an dieser Stelle mit unseren bisherigen Verhaltensmustern oder Reaktionen nicht weiterkommen. Dazu ein Beispiel: Für einen jungen Erwachsenen wird die Erkenntnis, dass ihn ein ganzer Acht-Stunden-Arbeitstag sehr anstrengt, zu einer kleinen Krise. Er kommt an dieser Stelle mit der Gewohnheit aus Schulzeiten, dass es alle zwei Stunden eine teils längere Pause gibt, nicht befriedigend weiter. Er muss lernen, seine Kräfte anders einzuteilen, Entspannungsphasen einplanen und vielleicht sogar seinen ganzen Lebensstil umstellen. Insofern ist das Gefühl der Krise immer auch ein Aufruf, etwas dazuzulernen, uns persönlich weiterzuentwickeln. In der Mitte des Lebens geraten wir ständig in Situationen, die das Potenzial zur Krise haben: Partnerschaften, die Erziehung der Kinder, die Vereinbarkeit von Familie und Beruf sowie Gesundheitsthemen. Wenn wir schwierige Situationen als Lerngelegenheit begreifen, statt uns gegen sie zu wehren, kommt unsere persönliche Entwicklung in Schwung. Falls Sie weniger als zweimal mit Ja geantwortet haben, können Sie vermutlich auch schwierigen Zeiten etwas abgewinnen. Der US-amerikanische Medizinsoziologe Aaron Antonovsky vertrat die Ansicht, eine positive Grundhaltung sei entscheidend, um Gesundheit zu erhalten oder wiederherzustellen. Antonovsky fand heraus: Je ausgeprägter das »Kohärenzgefühl« eines Menschen ist – seine Überzeugung, dass er sein Leben verstehen und Anforderungen erfolgreich begegnen kann –, desto stabiler ist seine Gesundheit.

Tipp: Versetzen Sie sich in Gedanken in Ihr jüngeres Ich. Und überlegen Sie: Welche Fähigkeiten und Eigenschaften im Umgang mit schwierigen Situationen würde Ihr jüngeres Ich heute an Ihnen bewundern? Vielleicht meistern Sie heute Konflikte souveräner als Ihr jüngeres Ich. Vielleicht trauen Sie sich mehr zu. Dieses Gedankenspiel zeigt Ihnen, an welchen Stellen Sie die Herausforderungen des Lebens bereits als Lernimpuls für Ihre persönliche Entwicklung nutzen konnten. Nehmen Sie sich einen Moment Zeit, um stolz auf Ihre Entwicklung zu sein. Das Bewusstsein, dass wir durch schwierige Lebenssituationen bereits sehr viel gelernt haben, macht Mut, auch zukünftigen Aufgaben mit mehr Zuversicht zu begegnen.

2 Offenheit

Sie haben in diesem Check dreimal oder häufiger mit Ja geantwortet? Dann sind Sie ein eher offener Mensch. Offenheit heißt, dass man die Meinung, die Standpunkte und Erfahrungen anderer gleichwertig zum eigenen Standpunkt gelten lässt. Dazu ist es natürlich nötig, dass man überhaupt zuhört. Wenig offene Menschen erkennen Sie daran, dass sie anderen schnell das Wort abschneiden oder in einem Gespräch fast ausschließlich ihren Standpunkt verteidigen und keinen Dialog zulassen. Ohne Offenheit kann es keine Beziehung geben. **Falls Sie weniger als dreimal mit Ja geantwortet haben**, sind Sie vielleicht nicht so offen. In diesem Fall können Sie sofort einen ersten Schritt machen: Wenn Sie im nächsten Gespräch den Impuls spüren, Ihr Gegenüber zu unterbrechen, bremsen Sie sich, und hören Sie bewusst zu. Natürlich gibt es Menschen, die tendenziell zu offenherzig sind. Dann ist man leicht beeinflussbar und lässt sich schnell vereinnahmen. Falls Sie diese Situation in Ihrem Leben kennen, sollten Sie sich mehr mit Ihren persönlichen Grenzen beschäftigen. Eine Frage kann hier helfen: Komme ich in dieser Situation genauso vor wie mein Gegenüber? Das gilt für

Gespräche mit Freunden ebenso wie für die Arbeit im Team oder in der Familie.

Tipp: Offenheit können Sie leicht üben: Gehen Sie ab und an einen anderen Weg zur Arbeit. Lassen Sie sich von Bekannten ins Kino, Restaurant oder Museum entführen – und Ihre Begleitung wählt das Sujet. Kommen Sie in der Bahn mit Menschen ins Gespräch. Sie sind tendenziell zu offen? Haben häufiger das Gefühl, sich zu sehr anzupassen? Dann stellen Sie sich in Gesprächssituationen ab jetzt vor, welchen »Standpunkt« Sie haben. Stellen Sie sich in Gedanken in einen Kreis, und überlegen Sie: Was macht meinen Standpunkt aus? Wo sind meine Grenzen? Fangen Sie an, darüber zu sprechen.

3 Beziehung zu sich selbst

Haben Sie in der Checkliste zweimal oder öfter mit Ja geantwortet? Das zeugt davon, dass Sie eine gute Beziehung zu sich selbst haben: Sie sind neugierig interessiert daran, was in Ihnen vorgeht. Sie sind sich selbst gegenüber mitfühlend und empathisch und können sich selbst ein einfühlsamer Freund, eine einfühlsame Freundin sein. Sie kümmern sich um Ihr psychisches und physisches Wohlergehen und sorgen auf diese Weise für Ihre innere Stärke, Sie gehen achtsam mit sich um. Diese Wertschätzung für sich selbst ist eine wichtige Basis für ein stabiles Selbstwertgefühl. Falls Sie einmal oder gar nicht Ja angekreuzt haben, kann es sein, dass Sie schon als Kind gelernt haben, dass Sie selbst nicht besonders wichtig sind. Dies haben leider viele Menschen erlebt. Sie können jedoch auch als Erwachsener anfangen, mit sich selbst freundlicher sowie wertschätzender umzugehen, und auf diese Weise eine bessere Beziehung zu sich selbst aufbauen. Das lohnt sich in jedem Fall.

Tipp: Beherzigen Sie den folgenden Satz – vielleicht schreiben Sie ihn auf und hängen ihn an eine gut sichtbare Stelle in Ihrer Wohnung: »So, wie ich bin, bin ich gut – es ist nicht alles gut, was ich tue, aber ich, ich bin gut.« Dieser Satz macht klar, dass Ihr Wert als Mensch unantastbar ist. Und auch Sie selbst sollten sich nicht länger abwerten. Auch nicht, wenn Sie in schwierige Situationen geraten, Niederlagen oder Schicksalsschläge bewältigen müssen. Wie wir agieren, das können und sollten wir jedoch immer wieder kritisch reflektieren. Denn kein Mensch handelt »nur« gut. Wir machen Fehler, und wir können aus den Fehlern lernen – doch auch dies gelingt am besten, wenn wir mit uns selbst wertschätzend bleiben. Diese beiden Bereiche zu trennen ebnet den Weg zur Selbstannahme, die eine wichtige Säule der inneren Stärke ist.

4 Beziehung zu anderen

Menschen sind Beziehungswesen. Doch lebendige Beziehungen zu führen, die uns stärken, ist gar nicht so einfach. Interesse am anderen, Empathie und Respekt sind die Grundlage für das gute Miteinander. Aber genauso wichtig ist, dass wir im Austausch für Augenhöhe sorgen und darauf achten, dass es ein Gleichgewicht zwischen Geben und Nehmen in der Beziehung gibt. Falls Sie in dieser Checkliste dreimal oder öfter Ja angekreuzt haben, leben Sie bereits viele dieser Aspekte guter Beziehungen. **Falls Sie weniger als dreimal mit Ja geantwortet haben,** kann es sein, dass Sie manche Aspekte bisher nicht ernst genommen haben. Es gibt – gerade im Beruf – die Idee, dass dort Gefühle oder persönliche Bedürfnisse nichts zu suchen hätten. Dass es nur um die Sache gehe, also den Arbeitsauftrag. Manche Menschen glauben, es zeige Schwäche, wenn man um Hilfe bittet. Oder dass es ein Signal von Stärke sei, wenn man auf einem Standpunkt beharrt. Aber all das sind Irrtümer. Ohne die Beziehungsebene gibt es keine Kooperation, und gemeinsame Ziele werden dann in der Regel verfehlt oder nur mit extremer Anstrengung erreicht.

Tipp: Stellen Sie sich in Gesprächen mit anderen im Team, mit Vorgesetzten oder auch dem Partner oder der Partnerin einfach die Frage: Bleibe ich in Gesprächen auf Augenhöhe? Wage ich zu sagen, was ich wirklich meine? Habe ich mir die Zeit genommen, um mir überhaupt einen Standpunkt zu bilden? Oder beginne ich, mich zurückzuziehen oder mich selbst zu unterdrücken? Gehe ich also in eine passive Haltung, lasse mein Gegenüber die Beziehung bestimmen, aber stehle mich in gewisser Weise auch aus dem Wir? Und falls dem so ist: Was hilft mir, um wieder auf Augenhöhe zu kommen? Um mich wieder gesehen zu fühlen? Um wieder ein lebendiges Wir zu schaffen? Beginnen Sie mit dieser Übung in Beziehungen, die für Sie nicht schwierig und nicht konfliktbeladen sind. Vielleicht mit der Nachbarin oder einer Bekannten. Manchmal schleichen sich auch in guten Beziehungen solche Irritationen ein – üben Sie, diese wieder ins Gleichgewicht zu bringen.

5 Selbstwertgefühl

Selbstwert ist tatsächlich vor allem ein Gefühl. Menschen mit einem guten Selbstwertgefühl zweifeln nicht sofort an ihrem Wert als Mensch, wenn andere sie kritisieren oder im Leben etwas schiefläuft. Dies ist eine große Kraftquelle. Falls Sie auf die Fragen in diesem Abschnitt dreimal oder häufiger mit Ja geantwortet haben, ist Ihr Selbstwertgefühl vermutlich recht stabil. **Falls Sie weniger als dreimal mit Ja geantwortet haben,** kennen Sie wahrscheinlich diese Situation: Gerade wenn es im Leben stürmisch wird, wächst die innere Selbstkritik zu einem großen zusätzlichen Stressor heran. Vielleicht können Sie sich hier etwas zügeln. Natürlich gibt es Menschen, die zu wenig selbstkritisch sind. Wir alle kennen Kollegen und Kolleginnen, die nie einen Fehler bei sich sehen, oder Verwandte, die mit ihrer Selbstüberhöhung nerven. Doch Sie müssen keine Sorge haben, gleich so wie diese Personen zu werden, wenn Sie Ihren Hang zur Selbstkritik etwas runterschrauben. Solange Sie nicht andere abwerten, um sich selbst besser zu fühlen, bleiben Sie ein durch und durch angenehmer Mensch.

Tipp: Fangen Sie ab heute an, sich selbst wertzuschätzen. Zum Beispiel indem Sie sich gut um sich kümmern. Ganz alltagspraktisch. Machen Sie eine Pause, wenn Sie erschöpft sind. Gönnen Sie sich einen Spaziergang, wenn Sie frische Luft brauchen. Nehmen Sie sich Zeit zum Essen und zum Schlafen. Eine weitere Möglichkeit, um sich seinen Wert spürbar bewusst zu machen, ist es, wertvoll zu handeln. Entfalten Sie Ihren Wert, indem Sie zum Gebenden werden. Geben Sie bewusst im Rahmen Ihrer Möglichkeiten Unterstützung, Mitgefühl und Wertschätzung in Ihren Beziehungen. Und stärken Sie zusätzlich Ihren Wert, indem Sie annehmen, was Ihnen gegeben wird. Bewusste Dankbarkeit führt Sie zu Ihrem Wert zurück.

6 Flexibilität

Falls Sie dreimal oder öfter mit Ja geantwortet haben, kann es sein, dass Sie im Leben gerade etwas feststecken. Vielleicht haben Sie schon als Kind gelernt, dass man am besten durchhält und einfach weitermacht, wenn es schwierig wird. Mit dieser Haltung kommt man auch sehr weit – allerdings gibt es auch Probleme im Leben, bei denen es mit Durchhalten und Zähnezusammenbeißen nicht vorangeht. Etwa wenn wir eine Situation schlicht nicht zum Guten wenden können. Ganz gleich wie sehr wir uns anstrengen. Hier könnte es gut sein, dass andere Strategien zielführender und weniger kraftraubend wären. Vielleicht liegt die Lösung im Loslassen oder im kreativen Umgang mit der schwierigen Situation. Doch bevor wir solche neuen Möglichkeiten im Umgang mit Schwierigkeiten entdecken können, ist erst mal Selbstreflexion gefragt. Nur dann können wir unser Repertoire an Handlungsmöglichkeiten erweitern. Falls Sie zweimal oder weniger mit Ja geantwortet haben, sind Sie vermutlich bereits auf dem Weg zu einem entspannten Umgang mit den Herausforderungen des Lebens. Bleiben Sie dran!

Tipp: Lesen Sie Bücher, oder schauen Sie Filme – und achten Sie darauf, welche unterschiedlichen Strategien die Protagonisten haben, um mit den Schwierigkeiten des Lebens zurechtzukommen. Es kann gut sein, dass Sie die eine oder andere Beobachtung inspiriert, auch selbst einmal mit einer schwierigen Situation anders umzugehen als gewohnt. Wenn Sie sich dazu entschlossen haben, sich Ihre Wünsche nach Auszeit und Selbstreflexion nun wirklich zu erfüllen, können Sie schon jetzt dafür sorgen, dass Sie sich im nächsten Jahr regelmäßig Zeit dafür nehmen. Blocken Sie ein oder zwei Wochenenden nur für sich. Oder buchen Sie einen Workshop oder einen Kurs, der Sie in Ihrer persönlichen Entwicklung weiterbringt.

COACHING

Innere Stärke gewinnen

Wir können nicht verhindern, dass das Leben uns fordert. Dass in Beruf oder Privatleben Konflikte oder Umbrüche auftreten. Doch wir haben großen Einfluss darauf, ob diese Situationen für uns zur großen Krise werden. Schon mit einfachen Übungen können wir unsere innere Stärke ausbauen.

Dauer

Lassen Sie sich Zeit, um die neuen Verhaltens- und Denkmuster wirken zu lassen. Innere Stärke zu entwickeln funktioniert nicht von einem Tag auf den anderen. Sie können sich jede Woche eine Übung vornehmen und die Coachingimpulse so in acht Wochen in Ihr Leben integrieren. Wenn eine Übung Ihnen besonders wirksam erscheint, können Sie auch für einige Wochen nur diese Anregung beherzigen und erst danach im Coaching weitergehen.

1

Schritt 1: Das Verdrängen stoppen

Manchmal versuchen wir, schwierige Situationen in unserem Leben zu ignorieren oder auszusitzen. Besser wäre es allerdings, wenn wir uns den Problemen stellen und Schritt für Schritt eine passende Lösung erarbeiten. »Das schaffe ich nie!« Eine Herausforderung kann so groß erscheinen, dass man gleich resigniert. Dieses Vermeidungsverhalten ist menschlich – macht aber vieles noch schlimmer. Hier finden Sie zwei Übungen, die helfen, fordernde Situationen realistisch wahrzunehmen – ohne dass Ängste und Sorgen Sie sofort überschwemmen.

Übung: Die Realität akzeptieren

Akzeptanz bedeutet schlicht, die Realität anzuerkennen – Sie müssen die Situation ja nicht gut finden. Gerade Alltagssituationen eignen sich sehr, um unseren Akzeptanzmuskel zu stärken. Zum Beispiel:

Sie wollten wandern, doch nun ist es regnerisch? Meist ärgern wir uns einfach und verwerfen den Plan. Halten Sie diesmal kurz inne, und nehmen Sie bewusst wahr: Es regnet. Aha. Und dann fragen Sie sich: Was wäre das Bestmögliche, was ich aus dieser Situation für mich machen kann?

Sie stehen ungeduldig in der Warteschlange des Supermarktes. Halten Sie kurz inne: Ich muss warten. Aha. So ist es. Fragen Sie sich: Was wäre das Bestmögliche, was ich aus dieser Situation für mich machen kann?

Wählen Sie gern eigene Alltagssituationen, in denen Sie häufig Widerstand spüren.

Meine persönlich gewählte Übungssituation für Akzeptanz:

Wenn Sie in solchen ungefährlichen Situationen häufiger Akzeptanz üben, wird es Ihnen auch leichter fallen, die Realität anzuerkennen, statt sie zu verdrängen, wenn es mal schwierig wird. Zum Beispiel bei einem Konflikt in der Partnerschaft oder wenn ein wichtiges Projekt scheitert. Durch den Moment der Akzeptanz änderte sich für mich die Situation in folgender Weise:

Notfalltipp: Sobald Sie merken, dass Ihr Herz anfängt zu rasen, weil eine Situation Sie stresst, atmen Sie tief in den Bauch ein. Und lange wieder aus. Die tiefe Atmung beruhigt Ihr Nervensystem sofort.

2

Schritt 2: Interesse für mich selbst

Manchmal sind wir gekränkt, weil wir uns schlecht behandelt fühlen. Dies ist eine Opferhaltung, die von Ohnmachtsgefühlen begleitet ist. Wenn wir für uns selbst hingegen das Interesse und den Respekt aufbringen, den wir von außen erwarten, werden wir innerlich stark.

Wer innere Stärke aufbauen will, muss oft erst seine Haltung gegenüber sich selbst ändern. Dabei hilft, sich gezielt selbst Aufmerksamkeit zu schenken. Sich selbst interessiert zu erkunden ist nicht egozentrisch, sondern achtsam.

Übung 1: Der interessierte Freund

Nehmen Sie sich in dieser Woche pro Tag 15 Minuten Zeit, und stellen Sie sich vor, Sie hätten einen guten Freund oder eine gute Freundin an Ihrer Seite. Und dieser liebenswerte Mensch fragt Sie nun: »Wie geht es dir? Was beschäftigt dich? Was hast du heute gemacht? Was freut dich gerade? Was hat dich geärgert?« Suchen Sie sich für dieses innere Zwiegespräch einen ruhigen Ort, oder gehen Sie spazieren. Am Wochenende können Sie sich mehr Zeit einräumen und größere Themen erkunden: Was läuft gerade gut in deinem Leben? Was würdest du gern ändern? Vielleicht gönnen Sie sich sogar einen »Tag des Interesses« für sich selbst!

Notieren Sie eine Woche lang jeden Tag, was Sie über sich selbst erfahren. Berücksichtigen Sie dabei Aspekte wie:

- So geht es mir heute.
- Das beschäftigt mich.
- Das freut mich heute.
- Das habe ich Neues über mich erfahren.

Übung 2: Gut mit mir selbst umgehen

Schreiben Sie eine Liste der Dinge und Tätigkeiten, die Ihnen guttun. Manchen gibt ein Spaziergang im Wald viel Energie, andere schöpfen beim Basteln Kraft. Notieren Sie mindestens 15 kleinere und größere Kraftquellen. Fotografieren Sie die Liste mit dem Handy. Gönnen Sie sich zukünftig bewusst Auszeiten für diese kraftspendenden Tätigkeiten. Tragen Sie dafür gern Zeitfenster in Ihren Kalender ein.

Meine Kraftquellen:

3

Schritt 3: Offenheit für mich selbst

In unserem Alltag erfüllen wir häufig Rollen – die Berufstätige, der Vater, die Freundin ... Gerade in schwierigen Zeiten ist es jedoch wichtig, dass wir einen eigenen Standpunkt haben. Deshalb üben Sie in diesem Schritt, Haltung zu zeigen. Nicht jeder weiß, wie die wahre Antwort lautet auf die Frage: »Wer bin ich wirklich?« Denn oft orientieren Menschen sich an dem, was andere von ihnen erwarten. Offenheit für uns selbst gibt uns die Kraft, zu dem zu stehen, was uns wirklich wichtig ist. Offenheit für uns selbst wird so zum Kompass, der uns sicher aus der Krise navigiert.

Reflexion: Fühlen und mitfühlen

So bin ich

Denken Sie an Situationen in Ihrem Leben, in denen Sie sich trauten, so zu sein, wie Sie wirklich sind: Sie spürten, was Sie möchten, und zeigten dies auch. Häufig entstehen solche Momente, wenn der Leistungsdruck nicht so präsent ist. Zum Beispiel im Urlaub. Oder wenn man mit sich allein ist. Notieren Sie hier ein solches Erlebnis:

So fühle ich

Erinnern Sie sich nun an Situationen, in denen Sie offen waren für Ihre Gefühle. Vielleicht lassen Sie auf Konzerten Ihren Gefühlen freien Lauf. Oder wenn Sie sehr traurig sind. Beschreiben Sie ein oder zwei Situationen, in denen Sie offen für Ihre Gefühle waren:

So fühle ich mit mir mit

Wann in Ihrem Leben hatten Sie tiefgehendes Verständnis für sich selbst? Wann sind Sie sich selbst ein einfühlsamer Freund gewesen? Halten Sie das hier fest:

Fiel Ihnen diese Reflexion schwer? Dann könnten Sie weiter daran arbeiten, sich selbst ein mitfühlender Begleiter zu sein. Es lohnt sich! Was können Sie von diesen Erfahrungen, bei denen Sie offen und wohlwollend mit sich selbst waren, in Ihren jetzigen Alltag übernehmen? Gibt es einen aufbauenden Satz, den Sie sich häufiger sagen könnten? Würde es Ihnen guttun, täglich zehn Minuten Zwiegespräch mit sich selbst zu führen?

Haltung zeigen, offen bleiben

Häufig haben wir das Gefühl, dass Probleme eine schnelle Lösung erfordern. Und in Diskussionen möchten wir nicht meinungslos erscheinen, sondern lieber eine Haltung zeigen oder für eine Überzeugung einstehen. Doch dann schießen wir leider oft übers Ziel hinaus. Offenheit bedeutet, dass wir erst einmal zuhören, uns in die Situation, die Perspektive der anderen hineinversetzen und auf diese Weise kognitiv wie emotional begreifen, worum es gerade geht.

Woran erkenne ich Offenheit?

Fehlende Offenheit erkennt man leichter als tatsächliche Offenheit. Dass Sie gegenüber sich selbst nicht wirklich offen sind, erkennen Sie daran, dass Sie ein Gefühl oder einen Gedanken sofort abwerten, zur Seite schieben oder als nicht wichtig ignorieren. Im Austausch mit anderen Menschen wird fehlende Offenheit sichtbar, wenn man diesen ins Wort fällt oder immer sofort eine Lösung parat hat. Auch Desinteresse und Oberflächlichkeit können fehlende Offenheit anzeigen.

Reflexion: Bin ich offen für andere?

Überlegen Sie, ob Sie offen gegenüber anderen Menschen sind. Wie verhalten Sie sich in Gesprächen, wie sehr interessieren Sie sich für Anliegen anderer?

Notieren Sie nun, was sich ändern würde, wenn Sie bewusst mehr Offenheit an den Tag legen würden.

Merksatz
Durch harte Zeiten kommen wir besser mit Weichheit als mit noch mehr Härte uns selbst gegenüber.

4

Schritt 4: Auf Augenhöhe mit mir selbst

Zu sich selbst zu stehen ist eine große Kraftquelle. Doch manchmal fällt uns genau das ziemlich schwer. In diesem Schritt üben Sie, Ihre Bedürfnisse besser wahrzunehmen. Wenn etwas schiefgeht oder eine Belastung zu groß scheint, dann beschimpfen Menschen sich manchmal selbst. »Stell dich nicht so an!« oder »Das muss dir ja wieder passieren!« Diese Art der Selbstkritik ist destruktiv. Unseren Selbstwert stärken wir hingegen, wenn wir uns selbst und andere mit Respekt behandeln und unsere Bedürfnisse und Gefühle ernst nehmen.

Übung 1: Meine Grundbedürfnisse

Achten Sie in dieser Woche auf Ihre Grundbedürfnisse. Woran merken Sie, dass Sie eine Pause brauchen? Welches Signal zeigt Ihnen, dass Sie Hunger haben? Viele Menschen nehmen nicht die Erschöpfung oder den Hunger wahr, sondern eher die Folgen. Sie werden ungeduldig oder schlecht gelaunt, wenn sie notwendige Pausen oder Mahlzeiten auslassen.

Achten Sie sehr bewusst auf Ihre Bedürfnisse, und begegnen Sie ihnen mit Respekt:

- Wenn Ihnen kalt wird, ziehen Sie sich etwas über, oder trinken Sie einen wärmenden Tee.
- Wenn Ihnen Gesellschaft zu viel wird, suchen Sie einen ruhigen Ort auf, und verbringen Sie zumindest ein paar Minuten allein.
- Achten Sie auf regelmäßige Essenszeiten, Pausen und ausreichend Schlaf.

Wie geht es Ihnen damit, Ihre Bedürfnisse ernst zu nehmen?

Übung 2: Meine Gefühle ernst nehmen

Über welche Gefühle sprechen Sie nicht mit anderen, welche zeigen Sie selten oder nie? Wirken sich diese Punkte auf Ihre Beziehungen aus? Führt fehlende Offenheit zu einer fehlenden Resonanz in Ihrer Umwelt? Was geht Ihnen verloren? Was könnten Sie gewinnen, wenn Sie mit Ihren Gefühlen offener umgingen? Fokussieren Sie sich auf Situationen, die machbar und ungefährlich sind. Wenn Sie sich mehr Nähe wünschen, könnten Sie eine Freundin zu einem exklusiven Abend zu zweit einladen. Wenn Sie mehr Unterstützung möchten, bitten Sie Ihren Lieblingskollegen um Hilfe in einer kleinen Sache.

Was könnte ein allerester Schritt zu diesem authentischen Leben sein, in dem Sie Ihre Gefühle nicht mehr verstecken?

Übung 3: Aus Erfahrung gut

Überlegen Sie, welche fordernden Situationen Sie in der Vergangenheit gemeistert haben – und wie Ihnen dies gelungen ist. Denken Sie dabei ruhig an Ereignisse aus dem Privaten und dem Beruflichen. Die Weihnachtsfeier mit den grundverschiedenen Familienmitgliedern, die Sie in gute Bahnen gelenkt haben. Das Konfliktgespräch mit dem Kunden, das Sie im Guten lösten. Der Umzug in eine andere Stadt, in der Sie sich schnell ein neues tragfähiges soziales Umfeld aufbauten. Dieses Wissen ist Ihre innere Sicherheit und Stärke, die Sie immer wieder nutzen können.

Diese fordernden Situationen habe ich gemeistert – und das ist Gutes daraus geworden:

Was kann ich aus diesen Erfahrungen mitnehmen, um zukünftigen Herausforderungen gelassener zu begegnen?

Die eigenen Bedürfnisse wahrzunehmen und ernst zu nehmen ist eine ganz grundlegende Art von Selbstwertgefühl. Es drückt aus: Ich bin es mir selbst wert, mich gut um mich zu kümmern, für mich einzustehen und mich zu respektieren. Achten Sie in den nächsten Tagen gezielt auf Ihre Bedürfnisse, und gönnen Sie sich, diese Bedürfnisse zu befriedigen. Wichtige Grundbedürfnisse sind: Schlaf und Hunger. Das Bedürfnis nach Nähe und Distanz. Das Bedürfnis, sich selbst auszudrücken und sich zu verwirklichen, sowie das Bedürfnis nach Freiheit und Selbstbestimmung. Das Bedürfnis nach Aktivität und Phasen der Ruhe. Das Bedürfnis nach

Wertschätzung und Wirksamkeit. »Zu erkennen, wer ich bin, und dies anzuerkennen, das zeichnet Augenhöhe und Respekt in Bezug auf sich selbst aus«, sagt die Psychotherapeutin Mirriam Prieß.

5

Schritt 5: Aussichtslose Kämpfe beenden

Wenn Kinder sich in fruchtlose Kämpfe verstricken, erkennen wir das sehr klar. Oft machen wir es als Erwachsene aber genauso: Wir akzeptieren nicht, wenn Dinge anders laufen, als wir wollen, und verkämpfen uns. Wenn wir sinnlose Gefechte hingegen aufgeben, gewinnen wir Zeit und Energie. Angenommen, ein Kind verliert sich in einem Tobsuchtsanfall, weil ihm eine Banane in der Hand abbricht. Eine Stunde lang wütet es, ohne einzusehen, dass man das nicht mehr reparieren kann. Am Ende schläft es völlig erschöpft ein. Die Erwachsenen lächeln nachsichtig. In vielen Situationen machen wir Erwachsene es aber leider genauso: Wir akzeptieren nicht, wenn eine Beziehung zu Ende geht. Wir kämpfen weiter, wenn ein berufliches Projekt scheitert. Die Therapeutin Mirriam Prieß rät: »Statt die Energie in aussichtslosen Kämpfen zu verschwenden, könnte man auch die Chance für persönliche Entwicklung ergreifen.« Also: Versuchen Sie mit der folgenden Übung, aus sinnlosen Kämpfen auszusteigen.

»Wesentliche Grenzen zu erkennen und zu respektieren, vom Unmöglichen abzulassen und sich dem Möglichen zuzuwenden, das macht gesundes Leben aus.«

Mirriam Prieß, Psychotherapeutin

Übung 1: Geschlagene Schlachten

Nehmen Sie sich in den nächsten Tagen 30 Minuten Zeit, und fragen Sie sich: An welchen Punkten in meinem Leben habe ich vergebliche, aussichtslose Kämpfe geführt, weil ich bestehende Grenzen nicht respektieren konnte? Wie sahen diese Kämpfe genau aus? Neige ich eher zum Verdrängen, oder will ich mit voller Kraft mit dem Kopf durch die Wand? Versuche ich vielleicht auch, andere Menschen zu manipulieren? Wovor habe ich im tiefsten Inneren Angst? Was hat mich dazu veranlasst, mit dem Kämpfen aufzuhören? Und was ist passiert, als ich aufgehört habe zu kämpfen?

Vergangene Kämpfe	Das habe ich daraus gelernt

Übung 2: Heutige Kämpfe

Überlegen Sie nun, an welchen Stellen in Ihrem Leben Sie derzeit ohne Aussicht auf Erfolg kämpfen. Und notieren Sie, wie Sie daraus aussteigen können.

Heutige aussichtslose Kämpfe	Das könnte mir helfen, diesen Kampf aufzugeben

6

Schritt 6: Alte Verstrickungen lösen

Bestimmt hatten Sie schon mal für ein Problem Ihrer Freunde sofort eine Lösung parat – auf die diese selbst nicht gekommen waren. Viele Konflikte sind lösbar, wenn man ihnen in erwachsener Weise und auf Augenhöhe begegnet. Das trainiert die Übung dieser Woche. Wie ein Erwachsener handeln und nicht wie ein Kind – was bedeutet das eigentlich? Es heißt zum Beispiel, dass wir reflektieren, was uns wichtig ist und was unser Gegenüber möchte. Und dann wägen wir ab, wie wir entscheiden. Genau diese erwachsene Haltung lässt sich üben.

Übung 1: Verstrickungen erkennen

Wenn wir uns als Kinder oder junge Menschen von unseren engsten Bezugspersonen nicht gehört, nicht gesehen oder wertgeschätzt empfanden, begleitet uns dieses Gefühl des Mangels oft ein Leben lang. Treffen wir als Erwachsene auf einen Chef oder eine Chefin, die nicht häufig lobt, fühlen wir uns sofort (wieder) persönlich zurückgesetzt und kleingemacht. Innerlich wird der Konflikt riesig – obwohl die Chefin objektiv betrachtet vielleicht niemanden viel lobt oder ihre Wertschätzung anders zeigt. Ohne es zu bemerken, begeben wir uns in die kindliche Enttäuschung von damals zurück. Mit klarem Blick würden wir dies erkennen und könnten viel besser damit umgehen.

Beobachten Sie sich selbst in den nächsten Tagen – und bleiben Sie dabei freundlich mit sich selbst. Stellen Sie sich Fragen wie: In welchen Situationen fühle ich mich wie ein Kind oder ein Teenager? Wo verliere ich die Augenhöhe? Wann habe ich das Gefühl, nicht frei meine Meinung sagen zu können?

Seien Sie nicht erstaunt, wenn Sie viele Situationen identifizieren, in denen Sie kindliche Anteile spüren. Das geht den meisten Menschen so. Man kann sagen, unsere gesamte Gesellschaft könnte etwas erwachsener werden. Situationen, in denen ich mich nicht erwachsen verhalte:

Übung 2: Verstrickungen lösen

Statt sich weiter zu verausgaben, sollten Sie sich gerade in den Kämpfen, in denen Sie sich nicht erwachsen fühlen, eine Verschnaufpause erlauben. Ziehen Sie sich zurück, und überlegen Sie, wie Sie sich aus der Verstrickung lösen können.

Heutiger Kampf: ....

Darum geht es mir eigentlich: ....

Das könnte mir helfen, aus dem Kampf auszusteigen:

....

So könnte ich mich als erwachsene Person dafür einsetzen, dass die Situation für mich gut ist: ....

....

Treten Sie mit sich in den Dialog. Fragen Sie sich: Welche alten Kämpfe fechte ich aus? Was versuche ich möglicherweise wiedergutzumachen, was will ich erreichen, das ich als Kind nicht bekommen habe? Seien Sie mitfühlend und verständnisvoll sich selbst gegenüber. Verlassen Sie dann die Ebene des abhängigen Kindes. Wechseln Sie zur Perspektive des Erwachsenen, der die innere Haltung hat: So, wie ich bin, bin ich gut – es ist nicht alles gut, was ich tue, aber ich, ich bin gut!

Merksatz

Echtes Leben kann es nur im Hier und Jetzt geben. Wir verlieren den Dialog, wenn wir uns in der unbewältigten Vergangenheit befinden. Kommen Sie zurück in die Gegenwart!

7 Schritt 7: Scheitern akzeptieren

Wer keine Fehler macht, macht auch sonst nicht viel – so lautet ein Sprichwort, in dem viel Wahres steckt. Die entscheidende Frage ist, welche Haltung man zu seinen Fehlern entwickelt. In dieser Woche lernen Sie, konstruktiv mit Missgeschicken umzugehen. Menschen, die über große innere Stärke verfügen, machen nicht weniger Fehler und sind auch nicht vor dem Scheitern gefeit. Sie gehen schlicht anders damit um. Konstruktiv statt destruktiv. Nutzen Sie die folgenden Übungen, um einen konstruktiveren Umgang mit Fehlern und Scheitern zu finden.

Reflexion: Scheitern analysieren

Wenn Ihnen das nächste Mal ein Fehler unterläuft oder Sie an etwas scheitern, stellen Sie sich folgende Fragen:

- Was ist schiefgegangen?
- Worin liegt der Fehler, das Scheitern begründet? (Interesse)
- Bin ich bereit, diese Fehler wirklich zu analysieren? (Offenheit)
- Wie fühlt es sich für mich an, dass die Dinge anders gelaufen sind als erwartet? Bin ich gekränkt? Kann ich Verständnis für mich aufbringen? (Empathie)
- Okay. Der Fehler ist passiert, die Sache schiefgelaufen. Was kann ich daraus lernen? Konsequenzen? Wiedergutmachung? (Augenhöhe und Respekt)
- Ich bin nicht mein Fehler oder mein Scheitern. Egal, was passiert, mein Wert als Mensch ist unangetastet. (Wertschätzung für mich selbst)

Sie sind nun die fünf Schritte des guten Umgangs mit sich selbst gegangen: Interesse, Offenheit, Empathie, Augenhöhe und Respekt, Wertschätzung. Notieren Sie diese fünf Schritte des guten Umgangs mit sich selbst auf einer Postkarte und positionieren Sie diese in Ihrem Blickfeld. Auf dem Schreibtisch, am Badezimmerspiegel. Gewöhnen Sie sich an, gerade in schwierigen Situationen zu prüfen, ob Sie alle fünf Säulen eines starken Lebens im Dialog mit sich selbst und mit den Mitmenschen beherzigen.

Merksatz
Um aus Fehlern zu lernen, braucht es Augenhöhe. Wenn man das Gefühl hat, den Respekt der Kollegen oder Vorgesetzten durch einen Fehler zu verlieren, wird man diesen Fehler nicht ansprechen. Eine gesunde Fehlerkultur begründet sich in einer Dialogkultur.

8

Schritt 8: Resilienz verstetigen

Haben Sie Widerstandskräfte entwickelt in den vergangenen Wochen? Fühlen Sie sich stärker? Prüfen Sie, welche Aspekte des Selbststärkungstrainings Sie bereits intuitiv gut umsetzen können – und an welchen Stellen Ihnen weitere Übung guttun würde. Blättern Sie die bisherigen Schritte durch, und überlegen Sie, welche Übungen Sie hilfreich fanden, welche Ihnen leichtfielen – und bei welchen Sie sich schwergetan haben. Oft sind es gerade die als anstrengend empfundenen Themen, auf die wir uns konzentrieren sollten. Außerdem ist es gut, täglich den eigenen Standort zu bestimmen – und sich so selbst im Blick zu behalten. Das trainiert die folgende Reflexion:

Reflexion: Check-in

Machen Sie täglich einen kleinen inneren Check-in. Nutzen Sie Fahrtwege oder Wartezeiten für diese innere Standortbestimmung. Sie können sich auch ein Journal zulegen und die Ergebnisse Ihrer Selbstreflexion täglich kurz notieren. Es dauert keine zehn Minuten. Schließen Sie die Augen, und checken Sie bei sich selbst ein:

- Bauen Sie Interesse für sich selbst auf.
- Spüren Sie in sich hinein. Wie geht es mir? Fühle ich mich wohl? Befinde ich mich noch im Gleichgewicht zwischen Nehmen und Geben?
- Seien Sie offen für alles, was kommt. Bedürfnisse, Widersprüche, Ängste, Ärger, Gedanken. Bleiben Sie eher im Modus freundlicher Beobachter.
- Hören Sie sich selbst mit Mitgefühl und empathisch zu. So üben Sie, sich selbst zu verstehen. Auch dort, wo Schmerzen sind, wo Angst ist.
- Nehmen Sie Ihre Empfindungen ernst, wie zum Beispiel Ihre Ängste. So bleiben Sie auf Augenhöhe mit sich selbst und mit anderen.
- In dem Moment, in dem Sie sich selbst respektieren und bedingungslos annehmen, wie Sie sind, hört die Angst auf. Sagen Sie sich: So wie ich bin, bin ich gut. Dies gibt Ihnen innere Stärke und Gelassenheit.

Sobald man diese tiefe Selbstsicherheit spürt, verlieren viele Dinge ihren Schrecken. Mit etwas Übung werden Sie so auch konflikthafte Situationen erkennen und meistern können.

Abschlussübung: Mein Resilienz-Ritual

So sieht mein tägliches Ritual zur Pflege meiner inneren Stärke aus:

Buch- und App-Empfehlungen zum Weitermachen

Mirriam Prieß: *Die Kraft des Dialogs. Gelingende Beziehungen mit dem Dialogprinzip – privat, beruflich, zu mir selbst,* München: Südwest, 2021.
Es ist ja eine alte Weisheit, dass wir besser mit unserer Umwelt zurechtkommen, wenn wir mit uns selbst gut klarkommen. Die Ärztin und Therapeutin Mirriam Prieß erklärt in ihrem Buch, wie wir uns selbst gegenüber ehrlicher und offener werden und auch im Dialog mit anderen zu echter Augenhöhe finden. Dabei geht sie sehr praxisorientiert und Schritt für Schritt vor. Das Buch ist ein hilfreicher Ratgeber für berufliche und private Situationen.

Svenja Flaßpöhler: *Verzeihen. Vom Umgang mit Schuld,* München: DVA, 2016.
Verzeihen heißt im Wortsinn, dass wir uns entscheiden, auf Vergeltung zu verzichten. Auch wenn uns Unrecht getan wurde. In ihrem Buch beleuchtet Flaßpöhler das Wesen des Verzeihens aus vielen Blickwinkeln, wie Religion, Philosophie und Alltagserfahrungen. Die Autorin selbst wurde als Teenager von ihrer Mutter verlassen – und konnte ihr dies lange nicht verzeihen. Durch den erzählenden Stil kann man sich Stück für Stück eine eigene Haltung erarbeiten.

Petra Mommert-Jauch: *Embodiment. Die Wechselwirkung zwischen Körper und Seele,* Stuttgart: Trias, 2021.
Wenn wir gestresst sind, rast das Herz, die Hände schwitzen. Dass Stress körperliche Folgen hat, ist vielen bekannt. Weniger bekannt ist, dass wir unser Nervensystem mit kleinen Körperübungen und Gesten so beeinflussen können, dass wir ruhiger werden und uns innerlich stärker fühlen. Die Sportwissenschaftlerin Petra Mommert-Jauch erklärt die Grundlagen des Embodiments leicht verständlich und fundiert, bevor sie eine Vielzahl von Übungen vorstellt, die jeder im Alltag umsetzen kann.

Jutta Heller: *So bin ich stark. Gut aufgestellt mit dem inneren Team,* München: Kösel, 2017.
Fast immer, wenn wir etwas tun oder planen, wirken verschiedene Impulse in uns: weiterarbeiten und aufs Sofa setzen wollen. Innere Stärke und Klarheit entstehen, wenn wir diese Impulse einordnen können. Jutta Heller ist Sozialwissenschaftlerin, Expertin für Erwachsenenbildung sowie Resilienz und gibt in diesem illustrierten Büchlein einen sehr einfachen Leitfaden für den guten inneren Dialog, der am Ende zu Ergebnissen führt, mit denen Sie gern leben.

7Mind: *www.7mind.de*
»Meditation, Achtsamkeit und Resilienz« verspricht diese App, die von der Stiftung Warentest im Sommer 2021 mit »gut« bewertet wurde. In der kostenlosen Basisversion enthalten sind Meditationen, aber es werden auch Präventionskurse zu Themen wie »Erholsamer Schlaf« und »Resilienz

im Umgang mit Stress« angeboten. Einige gesetzliche Krankenkassen kooperieren mit 7Mind – so kommt man über die Präventionskurse günstiger an die Plus-Features. Ein Plus-Abo kostet je nach Laufzeit monatlich fünf bis zwölf Euro.

KAPITEL 3

Mutig handeln

Interview

»Diese Natur! Diese Freiheit!«

Für manche bleibt es ein Lebenstraum, in der Karibik zu wohnen oder ein Restaurant zu eröffnen. Niels Rabe aber hat seinen Wunsch verwirklicht, eine gefährliche Extremwanderung zu machen.

Ein Interview von Antje Blinda

SPIEGEL: Herr Rabe, gegen den Uhrzeigersinn den »Great Western Loop« in den USA zu gehen, das hat vor Ihnen noch niemand gewagt. »Nahezu Selbstmord« sei das, hat einer der beiden Extremsportler gesagt, der den Weg andersherum gewandert ist. Hat der Mann recht?
Rabe: Eigentlich geht man Anfang Mai nicht in die Rocky Mountains, es ist zu gefährlich. Das würde ich heute bestätigen. Ich war dort fünf Wochen lang fast ausschließlich in über 3000 Meter Höhe unterwegs und hatte zum Teil über 100 Kilometer eine geschlossene Schneedecke. Einmal bin ich abgerutscht und habe gerade noch so meine Eisaxt in den Schnee schlagen können, um mich vor dem Absturz über eine

Klippe zu retten. Die Sierra Nevada dagegen liegt tiefer, und man kommt hinter jedem Pass relativ gut ins Tal.

SPIEGEL: Hätten Sie nicht später im Jahr in den Rockys starten können?

Rabe: Nein. Die Herausforderung des Trails liegt nicht in der Distanz, sondern im engen Zeitfenster. Zwischen den Rockys und der Sierra Nevada liegen rund 6500 Kilometer, die ich zwischen Mai und Oktober absolvieren musste, um am Ende nicht in der Sierra Nevada in Schneestürme zu geraten. Diese sind deutlich gefährlicher als der Schnee aus der Vorsaison. Das hieß: jeden Tag zwischen 50 und 70 Kilometer laufen, teilweise 12 bis 14 Stunden. Allerdings war ich doch zu langsam und erlebte einen Sturm mit Windgeschwindigkeiten von 120 Stundenkilometern und Temperaturen von minus zwölf Grad. Ich konnte absteigen und durch ein Tal weiter in die Mojave-Wüste laufen. Dort hatte ich dann ein anderes Problem.

SPIEGEL: Welches?

Rabe: Dass ich extrem lange Distanzen, teils mehr als 100 Kilometer, ohne Wasser vor mir hatte. Die Frage war immer: Nehme ich eher etwas weniger Wasser mit, um schneller zu sein, oder mehr, um mehr trinken zu können? Das war eine Abwägung, die nicht immer geklappt hat. Kurz vor Ende der Tour bin ich in einem kleinen Ort in Arizona im Supermarkt kollabiert, weil mir einige Stunden zuvor das Wasser ausgegangen war.

SPIEGEL: Warum tut man sich so eine extreme Herausforderung überhaupt an? Was war Ihr Traum?

Rabe: Die eigenen Grenzen zu erkunden, mich auszupowern, das hat mich schon immer fasziniert – ich bin sehr ambitioniert und sportlich. Als ich von dem Great Western Loop gehört habe, ließ mich die Idee nicht los, der erste Mensch zu sein, der es entgegen dem Uhrzeigersinn schafft. Ich wollte die zwei US-Amerikaner, die bis dahin den Trail in der anderen Richtung gelaufen waren, vom Thron stoßen und einen Europäer mit auf die Liste setzen. Und ich wollte wissen: Was macht das mit mir, und inwieweit wird es mich als Person verändern? Kann ich das körperlich und mental durchhalten?

SPIEGEL: Für Sie war es also vor allem eine sportliche Herausforderung?

Rabe: Ja. Das hatte nichts mit einer schönen romantischen Wandertour zu tun. Das war eine knallharte sportliche Sache. Ich war nie jemand, der um 15 Uhr sein Zelt aufbaut, am Lagerfeuer sitzt und die Natur genießt. Ich war immer derjenige, der mehr in die Extreme gegangen ist, vielleicht etwas verbissen. Ich mag diese Grenzerfahrung, ich mag es, mich selber zu pushen, und ich mag nicht das Gefühl, aufzugeben oder große Ankündigungen zu machen und am Ende nicht zu liefern. Deswegen habe ich auch das ganze Vorhaben lange geheim gehalten. Die Wahrscheinlichkeit, den Loop wirklich zu schaffen, war immens klein.

SPIEGEL: Und wie haben Sie durchgehalten? Es gab bestimmt Momente, in denen Sie aufgeben wollten.

Rabe: Ja, zum Beispiel, als ich mir in Montana eine Giardia-Infektion durch verunreinigtes Wasser eingefangen hatte und rund 15 Kilo Gewicht verlor. Da ging es mir wirklich schlecht, ich musste für mehrere Tage pausieren und Antibiotika nehmen. Mir war schon vorher klar, dass ich Momente der Schwäche erleben und meine Motivation schwinden würde. Ich habe daher bereits vor dem Trail angefangen, hilfreiche Routinen aufzubauen. Durch diese Automatismen dachte ich frühmorgens im dunklen Zelt nicht darüber nach, ob ich nun wirklich in die nasskalten Socken und Schuhe steigen möchte oder nicht. Ich tat es einfach. Und irgendwann hatte ich schon so viel Kraft, so viel Energie, so viel Schweiß und Blut investiert, dass für mich Aufgeben einfach keine Option mehr war. Mir war aber immer klar: Ich muss sehr lange beißen, um dieses eine große Ziel zu erreichen, nämlich in Flagstaff, meinem Start- und Endpunkt, einzulaufen. Zu jeder Zeit habe ich mir diesen Moment vorgestellt, das hat mich motiviert und angetrieben. Außerdem gab es draußen sehr viel Schönes: diese Natur! Diese absolute Freiheit!

SPIEGEL: Wie sind Sie auf die Idee gekommen, diese Weitwanderwege – die sogenannten Thruhikes – in den USA zu laufen?

Rabe: Mit dem Fernwandern habe ich angefangen, weil ich das normale Backpacking leid war, bei dem ich von einer Sehenswürdigkeit zur anderen gelaufen bin. Nach etwa 45 Ländern, in denen ich war, wollte ich sportlicher unterwegs sein. Und als ich den Pacific-Crest-Trail (PCT) von Mexiko nach Kanada geschafft hatte, wollte ich mehr davon. Mehr von dieser Freiheit – keinen Chef zu haben, der mir sagt, wie ich meinen Tag zu gestalten habe. Und mehr Begegnungen mit den Menschen, den »Trail Angels«, die die Hiker unglaublich unterstützen: indem sie einfach mal einen Grill am Trail aufstellten, mit dem Pick-up ein paar Hundert Liter Wasser deponierten oder uns in die nächste Stadt fuhren. Das war immer ein krasser Kontrast zu der Einsamkeit in der Wildnis.

SPIEGEL: Für Ihren Traum mussten Sie zunächst Ihren Job kündigen, konnten monatelang Freunde und Familie nicht sehen. Fiel Ihnen das schwer?

Rabe: Ich habe als Unternehmensberater immer gern und viel gearbeitet. Vielleicht brauchte ich diesen extremen Ausgleich über die Trail-Wanderungen, um da mal ausbrechen zu können. In meinem Berufsleben bin ich viel herumgekommen und habe in den letzten Jahren viel Zeit in Hotels verbracht. Deswegen war mein Freundeskreis ohnehin schon überschaubar. Der Sprung, mal länger weg zu sein, war daher klein. Ich hatte 2010 sieben Monate in den USA gelebt und Ende 2010 zehn Monate lang eine Weltreise gemacht – so eine lange Reise war für mich nichts Neues.

SPIEGEL: Was war die größte Herausforderung auf dem »Great Western Loop«? Der Schnee? Die Wüste?

Rabe: Eine mentale: der Druck, immer weiterzumüssen. Und neben den Bergen und der Wüste waren die Waldbrände im August in Kalifornien und Colorado unangenehm und gefährlich. Es gab teilweise mehr als 100 Feuer, und meine Route führte genau da durch. Ich musste wochenlang mit FFP2-Maske durch sehr dichten Rauch laufen, konnte teilweise keine 200, 300 Meter weit sehen und hatte nachts Panikattacken.

SPIEGEL: Was war da los?

Rabe: In der Sierra Nevada hatte ich abends mein Zelt bei Sonnenschein aufgebaut. Nachts drehte der Wind, und ich wachte auf, weil ich nicht mehr atmen konnte. In der Dunkelheit musste ich die Maske wieder aufsetzen und mir bewusst machen, dass die Feuer weit genug entfernt waren.

Anstrengend war, dass ich ständig umplanen und große Umwege gehen musste, weil Abschnitte vor mir gesperrt waren. Ich sah immer mehr Leute den Trail verlassen und war irgendwann wohl fast der Einzige, der noch unterwegs war.

SPIEGEL: Gab es kritische Begegnungen mit Tieren? Die Route führt ja in sehr einsame Wildnis.

Rabe: Nein. Ich habe 15, 20 Bären gesehen, aber nur die relativ harmlosen Schwarzbären. Viele Klapperschlangen, ein paar Elche und zwei Pumas. Unheimlich war eine Nacht, in der Wölfe um mein Zelt schlichen und heulten. Ich saß mit meinem Bärenspray in der Hand im Zelt und hatte Angst – und im Hintergrund gab es noch ein Gewitter. Viel gefährlicher, als Tieren zu begegnen, ist es, abzurutschen, umzuknicken oder in einem Fluss mitgerissen zu werden. Die größte Gefahr liegt aber im eigenen Stolz. Fehleinschätzungen und dumme Aktionen aus Selbstüberschätzung oder mangelndem Respekt vor der Natur können zu schlimmen Unfällen führen.

SPIEGEL: 222 Tage haben Sie die USA erlebt – was war der schönste Teil des Loops?

Rabe: Für mich war der mit Abstand härteste auch der schönste Part: Colorado, das war episch. Es war unfassbar schön, allein in den Rocky Mountains zu stehen, Hunderte Kilometer Schnee um sich herum zu haben, diese verschneiten Berge zu sehen und zu wissen, du bist da draußen komplett allein. Ich fühlte mich einfach klein und unbedeutend. Auch der Yellowstone Nationalpark mit den vielen Bären, Elchen, Bisons und Geysiren war atemberaubend schön. Insgesamt liebte ich den Kontrast und die ständig wechselnden

Landschaften. Auch die raue und karge Wüste hat etwas Magisches an sich. Sowohl in Arizona mit den Saguaro-Kakteen wie auch im Joshua Tree National Park mit den Cholla-Kakteen.

SPIEGEL: Ihren ersten Versuch Anfang 2020 mussten Sie nach einem knappen Monat wegen Corona abbrechen. Dabei lässt sich beim Wandern in der Einsamkeit doch Abstand gut einhalten?

Rabe: Ja, aber das Problem war, dass ich mich kaum noch versorgen konnte. Ich war häufig in winzig kleinen Orten mit 50 oder 100 Einwohnern, und dort waren die Läden leer gekauft, die Restaurants geschlossen. Ich wusste nicht, ob die Grenzen in den USA dichtgemacht werden. Zugleich schlug die Stimmung um. Mitte April sind in den USA sehr viele Menschen gestorben, und viele sagten: Liebe Hiker, wir haben Angst, dass ihr das Virus in unsere Dörfer reintragt. Beim zweiten Mal war das kein Problem mehr, ich habe sogar dort meine beiden ersten Impfungen in einem Supermarkt bekommen.

SPIEGEL: Sie mussten aber erst mal nach Deutschland zurück …

Rabe: Ja, ich bin wieder bei meinen Eltern eingezogen, weil ich vorher alles aufgegeben hatte. Ich wollte aber an meinem Traum festhalten und plante, ein Jahr später einen neuen Versuch zu machen. Es lohnte sich daher nicht, mir einen neuen Job zu suchen, also habe ich die Zeit genutzt und ein Onlinebusiness aufgebaut. Als das Thema E-Learning aufkam, habe ich Onlinekurse zum Thema Projektmanagement aufgezeichnet und auf einer Plattform hochgeladen. Das läuft gut und bringt mir ein gutes Nebeneinkommen: Ich bin finanziell besser aus dem Trail rausgekommen, als ich reingegangen bin.

SPIEGEL: Wie hoch waren Ihre Ausgaben auf dem Trail?

Rabe: Ich habe 800 bis 1000 Euro im Monat gebraucht, sehr viel davon für Essen. Meist habe ich im Zelt übernachtet, aber hin und wieder mal in einem Motel, um zu duschen. Dann hatte ich natürlich Ausgaben für meine Ausrüstung, aber das meiste besaß ich schon vor dem Loop.

SPIEGEL: Wie viele Schuhe haben Sie auf dem Great Western Loop verschlissen?

Rabe: Acht Paar, was noch relativ wenig ist. Zum Teil bin ich mit einem Paar mehr als 1000 Kilometer gelaufen. Eigentlich sollte man sie früher wechseln, weil es irgendwann wirklich auf die Füße geht.

SPIEGEL: Kann Weitwandern zur Sucht werden?

Rabe: Ja, es gibt da aber zwei extreme Lager. Es gibt jene, für die etwa der PCT zu hart war und die so etwas nie wieder machen wollen. Die meisten findet man aber später auf einem der anderen großen Trails wieder – etwa Continental Divide Trail, Appalachian Trail oder in Neuseeland. Sie begeistert, dass man persönlich durch die Erlebnisse wächst. Und dass man natürlich extrem fit wird. Für viele ist es schwierig, nach so einem Trail wieder in den Berufsalltag zurückzukehren und sich wieder anzupassen. Die sogenannte Post-Trail-Depression ist nicht zu unterschätzen.

SPIEGEL: Wie war das bei Ihnen nach der Heimkehr?

Rabe: Der Wandel war schon brutal hart. Ich kam nach Hause, habe in der Woche darauf ein paar Bewerbungsfotos gemacht und meine ersten zwei Bewerbungen rausgeschickt. 24 Stunden später hatte ich wieder einen Job und saß acht bis zehn Stunden vorm Rechner. Das war ein klassischer Unternehmensberatungsjob mit vielen Videokonferenzen. Da wurde mir klar: Ich will nicht mehr allein in meinem Zimmer hinter einer Kamera sitzen. Dann habe ich mir einen anderen Job gesucht, bei dem ich zumindest mit einem kleinen Team zusammenarbeite. Nach sieben Monaten auf dem Trail, in denen ich fast ausschließlich allein war, war das Alleinsein schon ein großes Thema.

SPIEGEL: Haben Sie dennoch etwas durch Ihr Abenteuer gelernt?

Rabe: Was ich mitgenommen habe, sind innere Ruhe und viel Selbstvertrauen. Dieses Gefühl, dass ich – egal was in der Zukunft auf mich zukommen sollte, ob beruflich, privat oder auf einer Reise – immer einen Weg finden werde, um damit klarzukommen. Ich bin von hohen Bergen abgerutscht, ich habe es durch die Feuer geschafft und reißende Flüsse – es gibt nichts, was mich gefühlt noch aufhalten kann. Vor Herausforderungen sollte man nicht zurückschrecken, weil sie groß oder schwierig erscheinen, sie sind vielmehr ein Weg, zu wachsen, tolle Erlebnisse zu haben und tolle Erfahrungen zu sammeln. Mich hat es auch gelehrt, dass man gewisse Risiken eingehen muss, wenn man einen Traum hat. Und dass unfassbare Dinge möglich sind, auch wenn dein Umfeld anderer Meinung ist. Ich habe gelernt, mit großer Angst und herben Rückschlägen umzugehen und dass es stets einen Weg gibt, solange man noch einen Funken Hoffnung in sich hat. Diesen einen Funken muss man aber mit aller Kraft am Leben halten. Dafür muss man kämpfen und hart arbeiten und manchmal auch auf das Unmögliche vertrauen. »I am the master of my fate, I am the captain of my soul«, der Satz von William Ernest Henley, der Nelson Mandela im Gefängnis so viel Kraft gegeben hat, trifft es für mich. Der Satz stammt aus dem Gedicht »Invictus«, was so viel wie »Unbesiegt« oder »Unbezwungen« bedeutet, und besagt im Kern: Ich bin selbst für mein Schicksal und für mein Seelenheil verantwortlich. Das hilft mir, bewusstere Entscheidung im Leben zu treffen – für mein eigenes Glück.

SPIEGEL: Sie erzählen auf Vorträgen von Ihren Trail-Erfahrungen. Wovor würden Sie Interessierte warnen?

Rabe: In erster Linie möchte ich den Menschen Mut machen, endlich die eigene Komfortzone zu verlassen, egal was das Umfeld davon hält. Ich möchte dazu motivieren, einfach mal wieder rauszugehen und vielleicht einen der Trails, die ich gelaufen bin, auszuprobieren. Ich rate ihnen, sich nicht durch die Forumsdiskussionen über teure und ultraleichte Ausrüstung oder Streckenrekorde verrückt machen zu lassen. Vor 20, 30 Jahren sind die Menschen auch diese Trails gelaufen und hatten deutlich mehr Gepäck auf dem Rücken. Diese Menschen haben es geschafft, weil sie ein Ziel vor Augen hatten. Letztlich geht es nur darum, Spaß zu haben und sicher wieder heimzukommen. »Hike your own hike«, heißt es, mach dein eigenes Ding. Und wenn es nur 10 oder 20 Kilometer am Tag sind.

SPIEGEL: Das klingt ein wenig anders als das, was Sie gemacht haben.

Rabe: Die Frage ist ja, wie man Spaß für sich selbst definiert. Und mir macht diese sportliche Herausforderung Spaß. Andere möchten stundenlang im Zelt oder am Lagerfeuer mit einer netten Gruppe sitzen oder wollen Blumen oder Tiere fotografieren. Was ich gemacht habe, mag beeindruckend wirken, letztlich ist aber auch an mir nichts Besonderes. Ich bin einfach meiner Leidenschaft gefolgt.

SPIEGEL: Noch ein paar Tipps?

Rabe: Das Problem bei uns in der Community ist, dass viele nur über das Gewicht der Ausrüstung sprechen, aber nicht den Hintern hochkriegen, um vor so einem längeren Trail Sport zu machen. Gerade am Anfang scheiden auf den Trails Leute aus, weil die Bänder nicht mitspielen oder die Muskulatur überlastet ist. Oder sie haben kleinere Stressbrüche in den Füßen, weil viele nach einem Bürojob plötzlich acht bis zwölf Stunden draußen laufen. Mein Rat: Reduziert die Zeit, die ihr mit der Recherche für die Ausrüstung verbringt, um 50 Prozent und wandert eine kleine Testrunde.

SPIEGEL: Planen Sie schon den nächsten Trail?

Rabe: Der Loop war wirklich hart. Ich war am Ende froh, als ich durch war. Nach sieben Monaten wollte ich einfach nicht mehr jeden Tag 10, 12, 13 Stunden laufen, auch wenn es körperlich gegangen wäre. Ich war mental völlig erschöpft und müde, auch durch das Alleinsein. Ich haben einen neuen Job in Hamburg begonnen und mein Buch »Elftausend: Zu Fuß durch den Westen der USA« geschrieben. Konkrete Pläne für weitere Trails habe ich zurzeit nicht, aber es gibt einige Ideen. Für den Moment reicht es mir aus, meine Erfahrungen zu teilen und andere Menschen zu motivieren, ihre Träume zu leben und aus ihrer Komfortzone auszubrechen.

Niels Rabe wurde in Köln geboren und arbeitet als Projektmanager in Hamburg. Seine Fernwandersucht begann 2018 während der viereinhalb Monate auf dem »Pacific Crest Trail«. Sein erster »Great Western Loop«-Versuch scheiterte 2020 aufgrund der Coronapandemie, der zweite, 2021, war erfolgreich. Als Training lief er ab Ende 2019 den 3000 Kilometer langen »Te Araroa Trail« in Neuseeland. www.justagermanhiker.com

Wo, bitte, ist der Weg zum Ziel?

Manchmal hat man den Wunsch, sein Leben zu verändern. Aber wie soll es eigentlich werden? Und wie setzt man sich in Bewegung? Diese zehn Tipps können Ihnen helfen, passende Ziele leichter zu finden – und zu erreichen.

Von Marianne Wellershoff

1. **Warum sind Ziele wichtig?**
   Ziele geben dem Alltag Struktur und Richtung. Sie sind ein Kompass im Leben. Wichtig ist jedoch, dass Sie Ziele anstreben, die auch zu Ihnen passen.

2. **Wie wähle ich die richtigen Ziele?**
   Ein Ziel ist richtig, wenn es zu uns passt und wir es als sinnvoll empfinden. Es gibt aber verschiedene Lebensorientierungen, die bestimmen, was für uns sinnvoll ist. Erst wenn Ziel und Lebensorientierung zusammenpassen, gibt uns dies Sinn. Es ist daher entscheidend, die eigene Lebensorientierung zu kennen.

3. **Welche Lebensorientierungen gibt es?**
Es gibt fünf Ausrichtungen: Die *Selbsttranszendenz* bedeutet, dass das Individuum über sich selbst hinauswächst und sich für etwas Größeres einsetzt. Die *Selbstverwirklichung* meint das Streben nach persönlicher Erfüllung und Entfaltung. Die *Bewahrung* bezieht sich auf den Schutz und die Erhaltung von Traditionen und Werten. Die *Wir-und-Wohl-Ausrichtung* orientiert sich am Wohlbefinden von Gruppen und Gemeinschaften. Die *horizontale Selbsttranszendenz* umfasst das Streben nach Gleichheit und Solidarität mit anderen Menschen.

4. **Was passiert, wenn ich keine Ziele habe?**
Ohne Ziele fehlt uns die Orientierung, und das Leben wird unstrukturiert und vielleicht sogar zufällig. Ohne Ziele haben wir keine Motivation, überhaupt etwas zu tun.

5. **Warum fällt es mir manchmal schwer, ein Ziel zu erreichen?**
Wir Menschen tendieren dazu, Gewohntes beizubehalten und die Komfortzone nicht zu verlassen. Um ein Ziel zu erreichen, brauchen wir Willenskraft, und die müssen wir überlegt einsetzen. Ein überzeugendes Ziel liefert uns aber Motivation und weist die Richtung.

6. **Warum haben manche Menschen Schwierigkeiten, sich für ein Ziel zu entscheiden?**
Die Erwartung, dass es immer den einen perfekten Weg gibt, kann dazu führen, dass man sich gar nicht entschei-

det. Die Multioptionsgesellschaft erschwert zudem Entscheidungen, da man zwischen vielen Dingen wählen kann.

7. **Wie kann ich Entscheidungen leichter treffen?**
Eine allgemeine Orientierung, was im Leben prinzipiell wichtig ist, erleichtert Entscheidungen. Außerdem sollte man sich bewusst machen, dass es nicht die perfekte Entscheidung gibt und man Veränderungen auch als Chance betrachten sollte. Es kann zudem hilfreich sein, sich kein ganz großes Ziel zu setzen, sondern ein kleineres, das leichter zu erreichen ist.

8. **Wie finde ich heraus, was mir im Leben wichtig ist?**
Reflexion und Selbstreflexion können dabei helfen, die eigenen Werte und Bedürfnisse zu erkennen. Man sollte sich fragen, was einen erfüllt und glücklich macht. Fragen Sie auch mal andere Menschen, was diese erfüllend finden. Vielleicht fühlen Sie sich dann von etwas angesprochen.

9. **Ist mein Leben sinnvoll, wenn ich ein zu mir passendes Ziel erreicht habe?**
Auf der persönlichen Ebene: ja. Ein erfüllendes Leben hat aber nicht nur mit der Befriedigung individueller Bedürfnisse zu tun, sondern auch damit, einen Beitrag für unsere Gesellschaft zu leisten – also zum Beispiel sich ehrenamtlich für andere Menschen oder für Natur und Artenschutz zu engagieren.

10. **Und was passiert, wenn ich mein Ziel nicht erreiche?**
    Rückschläge gehören zum Leben dazu. Ein Ziel zu verfehlen, ist kein Versagen, sondern eine Chance zu wachsen und etwas Neues zu lernen. Außerdem gilt: Der Weg zum Ziel ist genauso wichtig wie das Ziel selbst.

CHECK

Träumen erwünscht

Das Leben steckt voll wunderbarer Möglichkeiten. Nicht alle können wir nutzen. Aber wir können lernen, unser Leben in ihre Richtung zu lenken und auf diesem Weg viele Glücksmomente zu sammeln.

Möchten Sie in die Toskana auswandern? Auf dem Jakobsweg wandern? Lamas züchten? Leider gibt es keine Schritt-für-Schritt-Anleitung für das Erreichen von Lebensträumen. Aber wenn wir uns die richtigen Fragen stellen, können wir herausfinden, worin das Warum unseres Lebens besteht, was uns glücklich macht und zu unseren Werten und Talenten passt, was uns möglicherweise daran hindert, in die Richtung unserer Träume loszuziehen, und wie wir erfüllter leben können. »Ich bin überzeugt, dass viel mehr geht, als wir immer denken«, sagt Coach Cordula Nussbaum. Sie hat die Checklisten mitentwickelt, mit denen Sie Ihre Einstellung zum Thema Lebensträume unter die Lupe nehmen können. Erlauben Sie sich überhaupt das Träumen? Haben Sie bereits innere Hindernisse aus dem Weg geräumt? Sind Sie bereit loszulegen?

Aufgabe

Beantworten Sie die Aussagen auf den folgenden Listen mit Ja oder Nein. Wenn Sie sich nicht sicher sind, wählen Sie die Antwort, die eher passt. Zählen Sie alle Ja-Antworten zusammen, und notieren Sie die Zahl im Extrakästchen.

1

	Ja	Nein
Ich bin zu sehr Realist, um mich Träumereien hinzugeben.	☐	☐
Manchmal würde ich schon gern etwas anderes machen, aber nun habe ich eben einen Weg eingeschlagen.	☐	☐

	Ja	Nein
Ich habe noch nie darüber nachgedacht, was ein Lebenstraum sein könnte, so wurde ich einfach nicht erzogen.	☐	☐
Lebensträume sind ein Luxusproblem, das ich mir nicht leisten kann.	☐	☐
Ich habe so viele Verpflichtungen anderen gegenüber, dass gar kein Platz für meine Lebensträume bleibt.	☐	☐

Ergebnis: _________ x Ja

2

Ich habe zwar einen Traum, aber ich weiß gar nicht so recht, wie ich diesen angehen soll.	☐	☐
Ich habe mich noch nie mit jemandem unterhalten, der bereits etwas gemacht hat, wovon ich träume.	☐	☐
Ich habe keine Ahnung, wie Menschen es schaffen, ein Buch zu schreiben oder einen Marathon zu laufen.	☐	☐
Ich bin meinem Traum noch nicht näher gekommen, weil mir auch Informationen fehlen.	☐	☐

	Ja	Nein
Ich kenne zwar mein Ziel, aber nicht den Weg dorthin.	☐	☐

Ergebnis: ________ x Ja

3

Ich habe mich schon mit dem Thema hinderliche Glaubenssätze beschäftigt und konnte einige für mich auflösen.	☐	☐
Ich kenne zwar Sätze wie »Wer hoch fliegt, kann tief fallen«, habe sie aber nicht verinnerlicht.	☐	☐
Ich weiß genau, welche meiner Eigenschaften dazu führen, dass ich mir selbst im Weg stehe.	☐	☐
Ich habe mich mit meinen vermeintlichen Schwächen ausgesöhnt und weiß zu schätzen, dass diese durchaus hilfreich für mich sein können.	☐	☐
Ich sabotiere mich nie oder nur sehr selten selbst.	☐	☐

Ergebnis: ________ x Ja

4

	Ja	Nein
Ich kenne Formulierungen wie »Ich Depp – kein Wunder, dass mir das nicht gelungen ist«.	☐	☐
Ich stelle die Bedürfnisse anderer Menschen über meine eigenen.	☐	☐
Obwohl ich theoretisch weiß, was ich kann, fühle ich mich in manchen Situationen wie ein Hochstapler.	☐	☐
Ich bin innerlich nicht davon überzeugt, dass es mir gut gehen darf.	☐	☐
Ich wünsche mir manchmal mehr Selbstbewusstsein.	☐	☐

Ergebnis: __________ x Ja

5

Ich habe mich bereits ausführlich mit meinen Werten, Leitmotiven und Talenten beschäftigt. Ich weiß, wer ich bin und was ich kann.	☐	☐

	Ja	Nein
Die Träume meiner Eltern sind nicht die meinen.	☐	☐
Ich lasse mich wenig von außen beeinflussen. Nur weil scheinbar gerade alle aus dem Ausland arbeiten möchten, gilt das nicht auch für mich.	☐	☐
Ich weiß genau, mit wem ich über was rede, um mich nicht beeinflussen zu lassen.	☐	☐
Es macht mir nichts aus, wenn andere Menschen meine Träume nicht teilen.	☐	☐

Ergebnis: __________ x Ja

6

Das Wort Ziel hat einen negativen Beigeschmack für mich.	☐	☐
Ich habe Angst, viele andere Möglichkeiten zu verpassen, wenn ich mich auf einen Traum festlege und diesem nachgehe.	☐	☐
Ich habe viele verschiedene Interessen und Neigungen.	☐	☐

	Ja	Nein
Bis ich dazu gekommen bin, einen Traum anzugehen, habe ich meist schon wieder drei neue Ideen entwickelt.	☐	☐
Mir kommen ständig neue Ideen.	☐	☐

Ergebnis: ________ x Ja

Auswertung

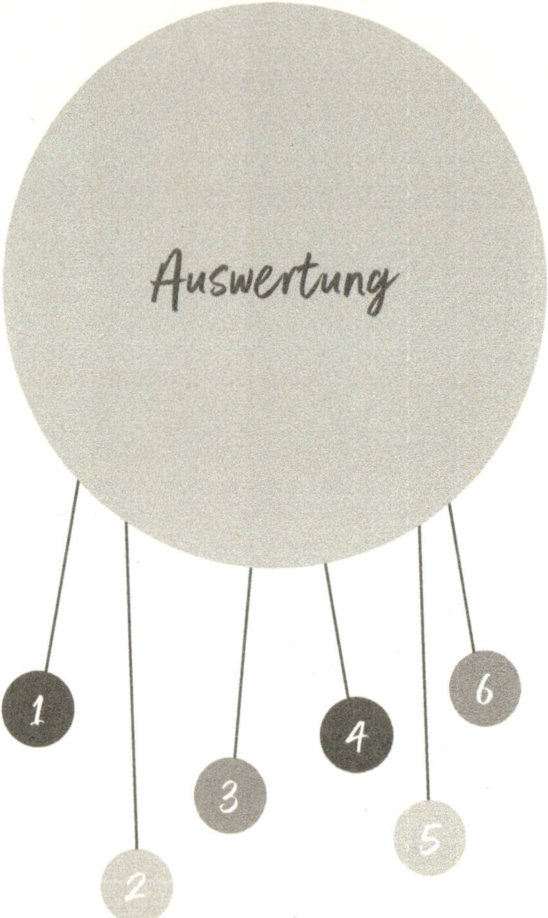

1 Einstellung zu Lebensträumen

Diese Checkliste zeigt Ihnen, wie offen Sie dem Thema Lebensträume überhaupt gegenüberstehen. Gehören Sie zu den Menschen, die schon immer wussten, dass sie liebend gern einmal den Jakobsweg entlangwandern würden? Ein Buch schreiben möchten? Oder in der Toskana leben wollen? Dann haben Sie vermutlich weniger als zweimal mit Ja geantwortet. Oder haben Sie dem Thema Lebensträume bislang noch gar keinen Platz in Ihrem Leben eingeräumt und kennen Ihre Träume gar nicht? **Falls Sie zweimal oder öfter mit Ja geantwortet haben**, stehen die Chancen gut, dass Sie dieses Thema bisher als Spinnerei oder Zeitverschwendung abgetan haben. Und das ist Ihr gutes Recht. Vielleicht denken Sie, dass es Ihnen nicht zusteht, Träume zu haben. Dass das Erwachsenenleben kein Ponyhof ist und man sich Träume nicht leisten kann. Wie die meisten Menschen haben Sie als Kind wahrscheinlich groß geträumt und sind nun vielleicht zu vernünftig dazu. Aber vielleicht haben Sie ja doch Lust, dem Thema Lebensträume in Zukunft etwas Raum in Ihrem Leben zu geben. In diesem Fall würde es sich lohnen, sich mit der Frage zu beschäftigen, warum Sie Lebensträume bislang nicht zulassen konnten.

Tipp: Wurden Sie womöglich so erzogen, dass Träume keinen Platz in Ihrem Leben haben? Gestatten Sie es sich vielleicht nicht, eigene Träume zu haben? Tragen Sie womöglich hinderliche Glaubenssätze mit sich herum? Haben Sie Angst vor dem Erfolg? Oder vor dem Scheitern? Mit einigen dieser Themen werden wir uns in den anderen Checks und in den Coachingaufgaben noch näher beschäftigen. Anderes dürfen Sie für sich selbst klären. Je nach Thema kann es dabei ratsam sein, einen Coach oder einen Therapeuten oder eine Therapeutin hinzuzuziehen. Wenn Sie für sich herausgefunden haben, was Sie daran hindert, Lebensträume zu haben, sind Sie schon einen großen Schritt weitergekommen.

2 Der erste Schritt

Nun geht es um eine Frage, die zunächst eigentlich ganz einfach klingt: Kennen Sie eigentlich den ersten Schritt, der nötig wäre, um sich in die Richtung Ihres Lebenstraums aufzumachen? Ganz konkret? Wenn Sie ein Sachbuch schreiben möchten, könnte dieser Schritt darin bestehen, ein Konzept zu erstellen. Wenn Sie in die USA auswandern möchten, könnten Sie sich über die Einreisebestimmungen informieren. **Wenn Sie zweimal oder öfter mit Ja geantwortet haben**, wissen Sie vermutlich noch nicht, wie Ihr erster Schritt aussehen könnte. Aber das können Sie ändern! Zum Beispiel, indem Sie mit jemandem sprechen, der bereits ein

Buch geschrieben hat oder bereits in den USA lebt. Falls Sie jedoch eigentlich genau wissen, worin der erste Schritt bestünde, dürfen Sie herausfinden, was Sie daran hindert, diesen zu gehen. Sind es die Umstände? Dann können Sie überlegen, ob und wie Sie die Umstände ändern können. Sabotieren Sie sich womöglich selbst? Im weiteren Verlauf des Checks und des Coachings haben Sie die Gelegenheit, sich weiter damit auseinanderzusetzen, warum Sie sich möglicherweise selbst im Weg stehen. Eine weitere Möglichkeit ist jedoch, dass Ihnen Ihr momentanes Leben eigentlich gut gefällt und Sie für Ihren Traum Dinge aufgeben müssten, die Ihnen wichtig sind.

Tipp: Nicht jeder Mensch muss Träume haben. Und nicht jeder Traum muss verwirklicht werden. Das Wichtigste ist, dass Sie zufrieden mit Ihrem Leben sind. Schade wäre es nur, wenn Sie eines Tages bitter bereuen würden, niemals einem bestimmten Traum nachgegangen zu sein. Um das zu überprüfen, gibt es eine einfache Möglichkeit: Stellen Sie sich Ihren achtzigsten Geburtstag vor. Blicken Sie auf Ihr eigenes Leben zurück. Was war Ihnen wichtig? Was haben Sie erlebt? Wovon waren Sie geprägt? Sind Sie zufrieden mit Ihrem Leben? Und dann machen Sie sich klar: Noch ist es nicht zu spät, etwas zu ändern!

3 Innere Saboteure

Träume können nicht nur an äußeren Umständen scheitern. Manchmal sabotieren wir uns selbst. In diesem Check geht es darum, ob Sie sich bereits damit beschäftigt haben, inwieweit Sie es sich vielleicht selbst schwer machen, Ihre Lebensträume zu erreichen. Wenn Sie zweimal oder öfter mit Ja geantwortet haben, deutet das darauf hin, dass Sie Ihre inneren Saboteure vermutlich schon recht gut kennen. Ist dies nicht der Fall, könnte es sich für Sie lohnen, sich damit näher zu beschäftigen. Vielen Menschen kann zum Beispiel ihr Perfektionismus in bestimmten Situationen im Weg stehen. Wichtig ist dabei: Es geht nicht darum, diese inneren Saboteure zu bekämpfen. Denn oft sind bestimmte Eigenschaften gar nicht per se hinderlich. Ihr Perfektionismus zum Beispiel hat Ihnen bestimmt auch schon wunderbare Dienste geleistet und dafür gesorgt, dass Sie nicht mit dem erstbesten Ergebnis zufrieden waren. Sie dürfen Ihre Saboteure zu Ihren Freunden machen. Das erlaubt Ihnen zu erkennen, wann Ihr Perfektionismus Ihnen dienlich ist und wann er Sie behindert. Sodass Sie damit spielen und souverän entscheiden können, wie viel Raum Sie Ihrem Perfektionismus in welcher Situation zugestehen möchten.

Tipp: Die allermeisten Menschen tragen Glaubenssätze mit sich herum, die in bestimmten Situationen hinderlich sein können. Diese Glaubenssätze spielen eine Schlüsselrolle, wenn es darum geht, ob wir Träume verwirklichen. In vielen Fällen reicht es bereits aus, einen Glaubenssatz als hinderlich zu erkennen. Gefahr erkannt, Gefahr gebannt. Sollte das noch nicht helfen, können Sie es auch mit einem Perspektivenwechsel versuchen: Stellen Sie sich vor, eine Freundin wäre an Ihrer Stelle.

4 Selbstwert

Viele Menschen haben ein negatives Selbstwertgefühl, dass es ihnen schwer oder sogar unmöglich macht, Lebensträume zu entwickeln oder zu verwirklichen. Haben Sie seltener als zweimal Ja angekreuzt, gehören Sie vermutlich nicht dazu. Wenn Sie jedoch zweimal oder öfter mit Ja geantwortet haben, kann es sein, dass Ihr negatives Selbstwertgefühl auch ein wichtiges Thema für Sie ist und Sie daran hindert, ein erfülltes Leben zu führen. Vielleicht sind Sie es sich nicht wert, die Mühen für Ihre Träume auf sich zu nehmen. Vielleicht können Sie es sich nicht erlauben, dass es Ihnen gut geht. Oder vielleicht vernachlässigen Sie Ihre eigenen Bedürfnisse, weil die anderer Menschen immer wichtiger sind. Sollte Ihr negatives Selbstwertgefühl wirklich sehr stark ausgeprägt sein, kann Ihnen gegebenenfalls auch eine Therapie helfen.

Tipp: Ihr Selbstwertgefühl stärken Sie am besten, indem Sie ins Handeln kommen. Dabei ist es nicht ausschlaggebend, dass Sie etwas Großes oder besonders Mutiges tun. Im Gegenteil: Sammeln Sie lieber viele, viele kleine Erfolgserlebnisse. Überlegen Sie sich dazu, was ein ganz kleiner Schritt wäre, mit dem Sie Ihrem Lebenstraum näher kommen. Was können Sie konkret machen? Ist es Ihr Lebenstraum, sich für Nachhaltigkeit zu engagieren? Vielleicht trauen Sie es sich nicht zu, nachts containern zu gehen. Aber dann ist es schon ein kleiner Schritt, ein Kaugummi-Papier aufzuheben. Möchten Sie Menschen helfen? Dann machen Sie sich bewusst, welchen Wert es hatte, dass Sie Ihrer älteren Nachbarin etwas aus dem Supermarkt mitgebracht haben. Jeder kleine Erfolg, den Sie sich bewusst machen, hilft Ihnen, Selbstbewusstsein aufzubauen.

5 Falsche Ziele

Unser »Warum« ist der stärkste Motor in unserem Leben. Warum möchten Sie die Welt umsegeln? Warum möchten Sie Chinesisch lernen? Die Frage nach dem Warum kann uns deshalb helfen, schon sehr frühzeitig falsche Ziele auszusortieren. Falsche Ziele meint hier Ziele, die vielleicht objektiv gut klingen, aber nicht Ihre eigenen Ziele sind. Oft können wir zwar gut erklären, warum wir etwas machen, aber unser Warum ist ein ganz klares Bauchgefühl, das entweder da ist – oder eben nicht. Wenn Sie zwei oder mehr Fragen mit Ja beantwortet haben, sind Sie schon sehr gut, bei sich zu bleiben, und die Wahrscheinlichkeit ist groß, dass Ihre Träume aus Ihrem Warum geboren worden sind. Andernfalls haben Sie vielleicht ein sogenanntes Alibi-Ziel – also einen Traum, den Sie nur verfolgen, weil Sie denken, dass man unbedingt einen Lebenstraum braucht. Oder Sie haben sich von anderen Menschen oder von der Medienberichterstattung beeinflussen lassen. Vielleicht handelt es sich auch um ein Fifty-fifty-Ziel, das sie zu einem Teil erreichen möchten und zu einem anderen nicht. In diesem Fall könnten Sie sich vielleicht fragen, wie Sie Ihren Traum so umwandeln können, dass aus fifty-fifty 100 Prozent werden.

Tipp: Ein Lebenstraum ist nur dann richtig für uns, wenn er zu unseren Werten, Leitmotiven und Talenten passt. Wenn Sie sich noch nie mit Ihren eigenen Stärken und Talenten beschäftigt haben, finden Sie auf Cordula Nussbaums Seite www.gluexx-factory.de einen Test, mit dem Sie herausfinden können, ob Sie eher Klara Neugierig oder Otto Gewissenhaft sind.

6 Umsetzung starten

Gerade kreative Menschen tragen eine ganze Fülle an Ideen in sich. Und oft fällt es ihnen gerade deswegen schwer, sich auf nur einen Traum festzulegen und diesem nachzugehen. Dabei kann auch die Angst, andere Möglichkeiten zu verpassen, eine Rolle spielen. Aber wenn wir uns nicht festlegen, kommen wir auch nicht in die Puschen. **Wenn Sie zweimal oder öfter mit Ja geantwortet haben**, gehören auch Sie womöglich zu den Menschen, die sich immer wieder für Neues begeistern. Wenn Sie vor lauter neuen Ideen nie dazu kommen, einen Traum auch wirklich zu verfolgen, kann es Ihnen vielleicht helfen, sofort in die Umsetzung zu gehen. Warten Sie nicht bis nach dem Wochenende. Bis dahin werden Sie schon wieder neue Pläne entwickelt haben. Suchen Sie sich einen Schritt, den Sie in den nächsten 18 Stunden umsetzen können, und machen Sie das. Vielleicht möchten Sie sich für die Umsetzung auch mit einem Menschen zusammentun, der Sie ergänzt?

Tipp: Es ist wichtig, Träume so zu formulieren und zu gestalten, dass Sie sich damit wohlfühlen und dass sie zu Ihnen passen. Denn es ist Ihr Leben, um das es hier geht. Wenn Sie sich nicht einschränken möchten, kann es vielleicht eine gute Idee sein, den gedanklichen Korridor zu erweitern. Aus »Ich möchte unbedingt ein Ferienhaus in der Toskana« könnte beispielsweise werden: »Ich möchte ein paar Wochen im Jahr im Warmen leben.« Versuchen Sie, die Perspektive zu erweitern, und spüren Sie in sich hinein, wie sich das anfühlt.

COACHING

Pläne entwickeln und verwirklichen

Eine Tauchschule eröffnen? Einen Gemeinschaftsgarten gründen? Bei Lebensträumen geht es nicht darum, ein starres Ziel abzuhaken, sondern Ihr Leben in eine erfüllende Richtung zu lenken. In acht Schritten lernen Sie, wie Sie Ihren Wünschen näher kommen.

Dauer

Beim Thema Lebensträume geht es darum, welche Ausrichtung wir unserem Leben geben wollen. Welche Inseln wir im Meer der Möglichkeiten ansteuern wollen. Und unter welchen Leitsternen diese Reise stattfinden soll. Dieses Coaching ist für acht Wochen konzipiert. Aber Sie können im Laufe Ihrer lebenslangen Reise immer wieder zu den Übungen zurückkehren.

1

Schritt 1: Inspiration finden

Viele Menschen haben das Träumen verlernt. Doch die gute Nachricht ist: Wir können diese Fähigkeit zurückgewinnen, indem wir Inspiration suchen. Wenn Sie sich dem Träumen wieder öffnen wollen, ist es das Wichtigste, für Inspiration zu sorgen. Umgeben Sie sich mit Menschen, die Träume, Pläne und Ideen haben. Machen Sie regelmäßig neue Erfahrungen. Dafür kann diese Übung sorgen:

Reservieren Sie sich einen Tag im Monat, an dem Sie etwas machen, das Sie noch nie getan haben. Vielleicht möchten Sie ein Museum besuchen, das Sie noch nicht kennen. Vielleicht möchten Sie in einem asiatischen Supermarkt eine Zutat kaufen, die Sie noch nie gegessen haben, und daraus ein ganz neues Gericht kochen. Wichtig ist nur, dass die Erfahrung Ihnen neue Eindrücke schenkt.

Übung

Hier können Sie sich Ideen für Ihren monatlichen Neue-Dinge-Tag notieren:

Januar: ....

Februar: ....

März: ....

April: ....

Mai: ....

Juni: ....

Juli: ....

August: ....

September: ....

Oktober: ....

November: ....

Dezember: ....

Der Test

»Es wäre genial, wenn ich …« Wenn Sie möchten, erinnern Sie sich regelmäßig an diesen Satzanfang. Sobald Sie ihn spontan vervollständigen können, wissen Sie, dass Sie einen Lebenstraum gefunden haben.

Schritt 2: Leitmotiven folgen

Nur wer sich mit seinen Werten, Leitmotiven und Talenten beschäftigt, kann sein Leben bewusst in die richtige Richtung lenken. Hier haben Sie Gelegenheit dazu.

Checkliste

Leitsterne finden

Stellen Sie sich jeden Lebenstraum als eine Insel im Meer der Möglichkeiten vor. Auf unserer Reise durchs Meer geben uns Leitsterne die Richtung vor. Sie brauchen für Ihre Lebensreise kein klar umrissenes Ziel. Viel wichtiger ist es, die Richtung zu kennen, in die es gehen soll. Wissen Sie bereits, wie Ihre Leitsterne aussehen? Falls nicht, können Sie die Checkliste zu Hilfe nehmen. Lesen Sie sich die unten stehenden Begriffe aufmerksam durch. Sie stammen alle aus der »MotivationsPotenzialAnalyse« von Susanne Steiner, Axel Janßen, Stefan Lapenat und Rolf Meier. Wählen Sie anschließend die drei Motive aus, die Sie am meisten ansprechen. Welche bereiten Ihnen ein warmes Gefühl? Ihr Handeln wird sich immer dann gut anfühlen, wenn es in Einklang mit Ihren Motiven steht.

- [ ] Vorsicht
- [ ] Distanz
- [ ] Natürlichkeit
- [ ] Mitentscheidung
- [ ] Auslegung
- [ ] Erkenntnis
- [ ] Aktivität
- [ ] Abwechslung
- [ ] Flexibilität
- [ ] Selbstlosigkeit
- [ ] Durchführung
- [ ] Fremdanerkennung
- [ ] Balance
- [ ] Wagnis
- [ ] Kontakt
- [ ] Status
- [ ] Selbstentscheidung
- [ ] Prinzip
- [ ] Pragmatik
- [ ] Ruhe
- [ ] Routine
- [ ] Ordnung
- [ ] Selbstorientierung
- [ ] Einfluss

Für mich hören sich diese drei Motive besonders gut an:

Reflexion

Neben Ihren Lebensmotiven spielen auch Ihre ganz konkreten Werte eine sehr wichtige Rolle. Sind Ihnen Ihre Werte bewusst? Nehmen Sie sich etwas Zeit, und überlegen Sie, welche drei Werte Ihnen in jedem Bereich Ihres Lebens besonders wichtig sind:

- Beruf und Berufung
- Sinn und Selbstverwirklichung
- Finanzielle Situation

- Lebensform und Wohnsituation
- Freunde und Gemeinschaft
- Kernfamilie und Partnerschaft
- Freizeit und Hobbys
- Gesundheit

Zusatzübung

Notieren Sie drei Situationen, in denen Ihnen eine Tätigkeit leicht und voller Freude von der Hand ging. Es sollte etwas sein, das Sie freiwillig gemacht haben – oder etwas, das Sie vielleicht sogar freiwillig immer wieder tun. Haben Sie in der Suppenküche ausgeholfen? Haben Sie Wintersocken für die Verwandten gestrickt? Reisen Sie jedes Jahr im Sommer in das gleiche Bergdorf? Reflektieren Sie, inwieweit Sie in diesen Handlungen Ihre Motive und Werte entdecken können.

3

Schritt 3: Innere Bremsen lösen

Oft stehen uns unsere Glaubenssätze im Weg. Besonders hartnäckige Glaubenssätze können Sie mit dieser Übung aufweichen. Falls Sie den Check gemacht haben, haben Sie sich ja bereits mit der Frage auseinandergesetzt, ob es in Ihrem Leben Glaubenssätze gibt, die Sie als hinderlich erleben. Ist das der Fall, ist es wichtig, dass Sie sich dieser Glaubenssätze bewusst werden. Denn Glaubenssätze sind Annahmen über uns selbst oder über das Leben, die wir so sehr verinnerlicht haben, dass wir uns immer so verhalten werden, dass das Ergebnis unserer Handlung mit unseren Glaubenssätzen übereinstimmt. Denn wir möchten kognitive Dissonanzen vermeiden.

Hintergrundwissen:
Wie unser Erfolg von unserem Glauben abhängt: Christina Draganich vom Colorado College führte vor einigen Jahren eine Studie mit 164 Freiwilligen durch, die sie alle einem körperlichen Check unterzog. Sie prüfte unter anderem ihren Puls, ihren Herzschlag und die Gehirnströme. Dann sagte sie einem Teil der Freiwilligen, dass sie offenbar sehr schlecht geschlafen hätten. Den anderen sagte sie, ihre Körperwerte wiesen darauf hin, dass sie super geschlafen hätten. Alle Freiwilligen ließ sie im Anschluss Gedächtnis- und Aufmerksamkeitstests absolvieren. Welche Gruppe – glauben Sie – hat besser abgeschnitten? Es waren diejenigen, denen Draganich

erzählt hatte, sie hätten gut geschlafen. Und zwar unabhängig davon, wie sie tatsächlich geschlafen hatten. Ihre Leistung wurde von ihren Annahmen über die Schlafqualität bestimmt.

Reflexion

Die Fragenliste kann Ihnen dabei helfen, hinderlichen Glaubenssätzen auf die Spur zu kommen und zu überlegen, wie diese Ihr Leben vielleicht beeinflusst haben. Das ist wichtig, um diesen negativen Glaubenssätzen die Macht zu nehmen. Denken Sie dafür über folgende Fragen nach:

- Für welche Hobbys oder Interessen gab es von Ihren Eltern Missachtung?
- Wofür wurden Sie gelobt?
- Wie war der Erziehungsstil Ihrer Eltern?
- Wie hat dieser Sie beeinflusst?
- Wer hat sich hauptsächlich um Sie gekümmert, und wie war das für Sie?
- Welche ungeschriebenen Gesetze gab es dort, wo Sie aufgewachsen sind?
- Was wurde Ihnen mit auf den Weg gegeben?
- Welche Überzeugungen haben Sie sich selbst zugelegt?
- Welche davon spornen Sie an? Welche bremsen Sie?

Wichtig: Glaubenssätze schleichen sich durch Kritik, Lob oder neutrale Aussagen anderer Menschen in unser Denken. Manche haben wir auch aus Medien übernommen oder durch Beobachtungen.

Übung

Sie können hinderliche Glaubenssätze aber auch in förderliche Glaubenssätze verwandeln. Schreiben Sie dazu einen Glaubenssatz auf, den Sie als hinderlich erleben. Es könnte ein Satz sein wie: »Wer hoch fliegt, fällt tief.« Ziel dieser Übung ist es, den Satz so umzuformulieren, dass er nicht mehr hinderlich wirkt. Allerdings ist es wichtig, dass Sie dabei eine Formulierung finden, die Sie sich selbst glauben. Was würde passieren, wenn Sie einfach schrieben: »Wer hoch fliegt, kann gar nicht tief fallen«? Richtig, Sie würden sich diesen Satz selbst nicht glauben, weil Sie genau wissen, dass er nicht stimmt. Besser ist also beispielsweise: »Wer hoch fliegt, fällt vielleicht tief.« Denn ja – vielleicht fällt so ein Hochflieger tief. Vielleicht aber auch nicht …

4

Schritt 4: In die Gänge kommen

Von Dingen träumen ist das eine. Sie wirklich umsetzen das andere. Deshalb ist es wichtig, möglichst schnell ins Handeln zu kommen. Sie wissen jetzt genau, was absolut genial für Sie wäre? Sie kennen Ihre Leitmotive und damit Ihr Warum? Sie haben sich mit Ihren inneren Saboteuren angefreundet und hinderliche Glaubenssätze aufgelöst? Dann ist es an der Zeit, aktiv zu werden. Vielen Menschen gelingt das nicht so recht – vielleicht weil sie immerzu auf den richtigen Zeitpunkt warten. Und es ist durchaus möglich, dass für manche Projekte und Ideen wirklich noch nicht der richtige Zeitpunkt gekommen ist, weil die Kinder möglicherweise noch zu klein sind. Oder weil Sie momentan möglicherweise nicht auf das Gehalt aus Ihrer Festanstellung verzichten können. In solchen Fällen können Sie beispielsweise mit einem Coach überlegen, ob es praktische Lösungen gibt. Und was Sie an Ihrem Projekt oder an Ihren Lebensumständen ändern könnten, sodass beide zusammenpassen. Wenn Sie aber generell Schwierigkeiten damit haben sollten, einfach mal loszulegen, kann Ihnen vielleicht diese Übung helfen.

Übung: Das Zettelglas

Nehmen Sie ein großes Glas. Das kann zum Beispiel ein Einmachglas oder ein rundes Fischglas sein. Schreiben Sie nun viele Dinge, die Sie tun könnten oder möchten, auf kleine Zettel, und werfen Sie die Zettel in das Glas. Wichtig: Die Dinge, die Sie aufschreiben, sollten sofort machbar sein. Auf Ihrem Zettel sollte also nicht stehen: »Eine Weltreise machen«. Aber vielleicht können Sie stattdessen »Zu Fuß um den Teich im Park« aufschreiben. Üben Sie nun, ins Handeln zu kommen, indem Sie zu bestimmten Zeiten einen Zettel aus dem Glas ziehen und sofort loslegen.

Variante: Sie sollten das Glas nicht mit einer To-do-Liste verwechseln. Aber Sie können gern damit experimentieren, auf einige der Zettel auch unangenehmere Aufgaben zu schreiben, die Sie erledigen müssen. Beispielsweise »Steuererklärung machen«.

Tipp: Es ist natürlich wichtig, sich die nötigen Fähigkeiten anzueignen, bevor Sie ein Projekt in Angriff nehmen. Doch viele Menschen unterschätzen, was sie bereits können und mitbringen, weil es ihnen selbstverständlich erscheint.

5

Schritt 5: Flexibel bleiben

Wer flexibel bleibt und sich nicht auf einen Weg versteift, hat größere Chancen auf Erfolg. Und vermutlich auch mehr Spaß dabei. Das Leben ist kein Bausatz. Es gibt keine Anleitung, der wir Schritt für Schritt folgen können. Stattdessen müssen Sie manchmal nach neuen Wegen und Möglichkeiten suchen. Vielleicht müssen Sie dabei auch Umwege in Kauf nehmen. Und vielleicht entdecken Sie dabei sogar, dass diese Umwege Sie an schöne Orte führen, die Sie andernfalls vielleicht nie entdeckt hätten. All das gelingt umso leichter, je flexibler wir sind. Eine schöne Übung, um Ihre geistige Flexibilität zu schulen, ist die Handstand-Methode:

Übung

Überlegen Sie sich ein Problem, das es zu lösen gilt. Das kann ein Problem sein, das Ihnen auf dem Weg in Richtung Lebenstraum tatsächlich begegnet ist. Es kann aber auch ein fiktives Problem sein, das Sie sich nur für diese Übung ausgedacht haben. Beispiel: Wie könnten mehr Besucher in mein Café kommen? Drehen Sie das Problem nun um, und machen Sie das Gegenteil daraus.

Beispiel: Wie könnten weniger Besucher in mein Café kommen?

Mein Problem:

Sammeln Sie nun so viele Lösungsmöglichkeiten wie möglich für Ihr auf den Kopf gestelltes Problem. Dabei kommen Sie vielleicht auf Gedanken, die Ihnen sonst nie gekommen wären.

Meine Lösungen:

Zusatzreflexion

Das Gegenteil von Flexibilität sind feste Gewohnheiten. Wir alle haben feste Gewohnheiten. Doch einige davon machen es uns schwerer, unsere Träume umzusetzen. Wer sich jeden Tag auf dem Weg zur Arbeit einen Kaffee kauft, wird vielleicht nie genug Geld sparen, um die Reise durch Südamerika machen zu können. Wer jeden Abend vor dem Fernseher sitzt, statt Klavier zu spielen, wird womöglich viel länger brauchen, um endlich Sonaten spielen zu können. Notieren Sie die Gewohnheiten, die zwischen Ihnen und Ihren Träumen stehen.

6

Schritt 6: Rückenwind nutzen

Manche Menschen lassen uns an unseren Vorhaben zweifeln, während andere uns inspirieren und mitziehen. Es ist deshalb wichtig, mit wem Sie sich umgeben und wen Sie als Sparringspartner wählen.

Übung

Immer wieder kann es geschehen, dass wir ins Zweifeln oder Stocken geraten und uns Kritik und Zweifel aus unserem Umfeld ausbremsen. Oft ist das nicht einmal böse gemeint. Es muss kein Neid und keine Missgunst dahinterstecken. Vielleicht wollen uns unsere Eltern vor möglichen Enttäuschungen schützen, oder unser Partner hat insgeheim Angst vor Veränderung. Es ist deshalb wichtig, dass Sie erkennen, wer gut geeignet ist, um Sie bei der Umsetzung mental zu unterstützen, und wer Ihnen – auch unbewusst – eher im Weg steht.

Schreiben Sie dafür sich selbst und Ihre Idee in den Kasten oder in die Mitte eines leeren Blattes. Sortieren Sie dann alle Menschen ein, die Ihnen einfallen. Jene, die von Ihrem Traum direkt auch betroffen sein werden, tragen Sie in der linken, oberen Ecke ein. In die Ecke links unten sortieren Sie alle Menschen, die bereits das tun, wovon Sie träumen. Rechts oben ist der Platz für Menschen, die Ihren Traum doof finden. Und rechts unten tragen Sie solche Menschen ein, die Ihrem Vorhaben gegenüber aufrichtig neutral gegenüberstehen. Das können auch Menschen sein, die sich beruflich mit Träumen beschäftigen. Wenn Sie mögen, können Sie bei den Menschen auf der linken Seite auch noch ein + oder ein – hinter dem Namen ergänzen, je nachdem, ob diese Menschen Ihre Pläne befürworten oder nicht.

Nun sehen Sie auf den ersten Blick, wer ein geeigneter Sparringspartner für Ihre Ideen sein könnte. Wer Ihnen Rückenwind verleihen wird. Und von wem eher Gegenwind zu erwarten ist. Wenn Sie mögen, halten Sie auch hier fest, mit wem Sie über Ihre Träume reden möchten und mit wem lieber nicht.

Gegenwind erhalte ich von: ....

Rückenwind erhalte ich von: ....

Ein geeigneter Sparringspartner könnte sein:

....

Wichtig: Menschen, zu denen Sie eine sehr enge Beziehung haben, eignen sich selten als liebevolle Antreiber. Denn bewusst möchten diese Menschen Sie natürlich unterstützen aber unbewusst macht ihnen die Veränderung oft Angst. Daher eignen sich emotional Unbeteiligte besser für diese Rolle.

7

Schritt 7: Pläne dauerhaft verfolgen

Es wäre schön, wenn wir unsere Träume eiskalt und effizient verwirklichen könnten. Aber wir sind keine Maschinen. Und das Leben verläuft nicht geradlinig. So können Sie dennoch üben, konstant an Ihren Träumen und Plänen dranzubleiben. Es kann gut sein, dass es immer wieder Phasen in Ihrem Leben gibt, in denen Ihr Lebenstraum in den Hintergrund gerät. Entweder weil gerade wirklich andere Dinge wichtiger sind. Oder weil Sie sich von eigentlich Unwichtigem haben ablenken lassen. Wir alle haben einen Alltag, den wir bewältigen müssen. Wir alle haben Verpflichtungen, denen wir nachkommen müssen. Darum ist das Wichtigste: Ärgern Sie sich nicht über sich selbst, wenn Sie zwischenzeitlich von Ihrem Weg abgekommen sind. Sondern freuen Sie sich darüber, dass Sie nun die Gelegenheit haben weiterzumachen.

Reflexion

Prüfen Sie zunächst, ob sich Ihr Traum überhaupt noch richtig anfühlt. Eine einfache Übung dazu ist, sich noch einmal an Ihren imaginierten 80. Geburtstag zurückzuerinnern. Wie fühlen Sie sich dabei? Was löst das in Ihnen aus? Liegt es vielleicht gar nicht an Ihrem Biss oder Durchhaltevermögen, dass Sie nicht weitergekommen sind – sondern an Ihrem vermeintlichen Traum? Vielleicht hat sich ja Ihre Lebenssituation inzwischen so verändert, dass Ihr Traum gar nicht mehr der richtige ist. Vielleicht erfüllt Sie inzwischen etwas anderes. Es kann ja sein, dass Sie früher davon geträumt haben, als selbstständige Fotografin auf Bali zu leben. Aber inzwischen sind vielleicht Ihre Eltern alt geworden, und Sie möchten im Grunde Ihres Herzens gar nicht mehr so weit weg. Es ist vollkommen okay, wenn wir uns zwischendurch von Träumen verabschieden oder diese anpassen.

Vervollständigen Sie noch einmal spontan den Satz:

Es wäre genial, wenn ich ...

Tipp: Besonders wenn Sie andere Menschen gern unterstützen, fällt es Ihnen möglicherweise schwer, Nein zu sagen. In diesem Fall dürfen Sie prüfen, zu welchen Anfragen, Ablenkungen, Chancen, Möglichkeiten und Alternativen Sie in den nächsten Tagen Nein sagen wollen, um genug Zeit für Ihren Traum zu haben.

Kommen Sie zu dem Ergebnis, dass Ihr Traum nach wie vor der richtige für Sie ist, können Sie mit den folgenden Übungen Ihr Durchhaltevermögen stärken.

Übung

Platzieren Sie einen Anker in Ihrem Leben. Sorgen Sie dafür, dass es etwas gibt, das Sie in Ihrem Alltag immer wieder an Ihren Traum erinnert. Das kann ein visueller Anker sein wie eine Figur der Freiheitsstatue, die Sie auf Ihren

Schreibtisch stellen, falls Sie von einem Roadtrip durch die USA träumen, oder ein besonderes Foto. Ihr Anker kann aber auch ein Lied sein, mit dem Sie Ihren Tag beginnen, oder ein bestimmtes Gericht, das Sie sich ganz bewusst regelmäßig zubereiten.

Mein Anker: ....

Übung

Um seinem Ziel, Komiker zu werden, näher zu kommen, soll Jerry Seinfeld eines Tages beschlossen haben, jeden Tag einen Witz zu schreiben. Dieses Prinzip können auch Sie sich zu eigen machen. Fragen Sie sich: Gibt es etwas Kleines, das Sie jeden Tag tun können und das Sie Ihrem Traum näher bringt? Falls Ihr Traum ist, endlich einen Handstand zu können, könnten Sie beispielsweise jeden Abend Balance- oder Kraftübungen machen. Wenn es Ihr Traum ist, einen Roman zu schreiben, könnten Sie jeden Morgen ein Haiku oder einen kurzen Absatz schreiben, um so eine Schreibroutine zu entwickeln. Aber auch wenn Sie keine Kleinigkeit finden, die zu Ihrem Traum passt, können Sie diese Übung machen. Sie trainieren Ihr Durchhaltevermögen dann einfach nur in einem anderen Bereich. Überlegen Sie sich in diesem Fall etwas anderes, das Sie jeden Tag machen möchten. Zum Beispiel eine Yoga-Übung oder eine nette Nachricht an eine Freundin oder einen Freund schicken.

Das möchte ich täglich tun:

Zeichnen Sie quer in Ihr Notizbuch eine Kette aus Kreisen, und malen Sie an jedem Tag, an dem Sie Ihren Vorsatz umgesetzt haben, den entsprechenden Kreis aus. Ziel ist es, möglichst viele ausgemalte Kreise aneinanderzureihen. Lassen Sie die Kette nicht abreißen!

Schritt 8: Glücksmomente sammeln

Natürlich gehören anstrengende Phasen zum Leben dazu. Aber Sie müssen nicht alles sofort erreichen. Nehmen Sie sich Zeit, und schaffen Sie sich kleine, erfüllende Momente im Alltag. Sicher kennen Sie den Rat, so zu leben, als sei dies der letzte Tag Ihres Lebens. Das klingt erst einmal super. Aber was wäre, wenn dies wirklich der letzte Tag Ihres Lebens wäre? Ganz sicher würden Sie ihn nicht damit verbringen, dieses Buch zu lesen. Wahrscheinlich würden Sie auch nichts für die langfristige Erfüllung Ihrer Lebensträume tun. Sie würden den Tag vermutlich mit Ihren Liebsten verbringen oder Ihren Nachlass ordnen. Und Sie würden ganz bestimmt nur etwas tun, das Ihnen kurzfristig Spaß bringt. Die Vorstellung, alles jetzt erreichen zu müssen, weil es morgen schon zu spät sein kann, erzeugt eine Menge Druck und Stress. Natürlich sollen Sie Ihre Träume auch nicht so lange aufschieben, bis es zu spät ist, aber wir müssen auch nicht alles sofort tun. Bringen Sie mit dieser einfachen Übung Ruhe und Achtsamkeit diesbezüglich in Ihr Leben.

Übung

Hängen Sie in irgendeinem Zimmer ein Plakat auf. Auf dieses Plakat schreiben Sie das Alter, das Sie zu erreichen gedenken. Schreiben Sie also die Zahl 88 auf das Plakat oder auch die 98 oder die 100. Das Plakat soll Sie von nun an daran erinnern, dass Sie noch viel Zeit für alles haben, das Sie tun möchten. Ihre einzige Aufgabe ist es, jeden Tag etwas Kleines zu tun, das Sie erfüllt und glücklich macht. Und Sie vielleicht Ihrem Lebenstraum etwas näher bringt. Wenn Sie möchten, können Sie über diese Kleinigkeiten Tagebuch führen. Schreiben Sie Ihre Glücksmomente auf! Und wenn Sie nicht alle Lebensträume erreichen, bevor Sie 88 oder 98 oder 100 sind? Dann ist das auch nicht schlimm. Denn Sie werden bis dahin viele Glücksmomente erlebt und ein erfülltes Leben geführt haben, sodass es darauf nicht ankommt. Nehmen Sie sich und Ihre Wünsche wichtig – aber nicht zu ernst!

BUCH- und APP-EMPFEHLUNGEN ZUM WEITERMACHEN

Cordula Nussbaum: *Dream-Day Onlinekurs,* buchbar über www.kreative-chaoten.com

Die Expertin Cordula Nussbaum, die auch den Check und das Coaching für dieses Kapitel entwickelt hat, bietet unter anderem Onlinecoachings an. Zum Beispiel den Onlinekurs Dream-Day, in dem Sie lernen können, wie Sie Ihr Leben so gestalten können, dass es sie glücklich macht. Mit vielen vertiefenden Übungen, Video-Inspirationen und wertvollen Impulsen. Sie können den Kurs an einem Tag absolvieren oder in Ihrem eigenen Tempo.

Lonely Planet: *Ultimative Reiseziele – Die Top-500-Liste von Lonely Planet,* Ostfildern: Mairdumont, 2020.

Viele Menschen haben eine Reise-Bucket-List mit Orten, die sie gern einmal sehen möchten. Diese Liste des Reiseführerverlags Lonely Planet hat den Anspruch, die 500 faszinierendsten Orte auf der ganzen Welt zu zeigen. Auf Platz 1 ist der Tempel von Angkor gelandet, auf Platz 2 das Great Barrier Reef, auf Platz 3 der Machu Picchu. Mit Fotos, die so schön sind, dass sich das Buch auch dann zum Durchblättern eignet, wenn auf der eigenen Bucket List nur ein gemütlicher Tag auf dem Sofa steht.

Malala Yousafzai mit Christina Lamb: *Ich bin Malala. Das Mädchen, das die Taliban erschießen wollten, weil*

es für das Recht auf Bildung kämpft, München: Knaur Taschenbuch, 2013.
Träume können ganz verschieden aussehen – und herausragende Lebensgeschichten gibt es in unterschiedlichster Form. Es gibt wenige Biografien, die so beeindruckend sind wie die von Malala Yousafzai, die aus Afghanistan stammt, für das Recht von Frauen und Mädchen auf Bildung kämpft, sich dadurch die Taliban zum Feind gemacht hat und mit dem Friedensnobelpreis ausgezeichnet wurde. Eine Erinnerung daran, was möglich ist im Leben.

Bas Kast: *Wenn du einen Traum hast, illustriert von Sofiya Usach,* München: C. Bertelsmann, 2021.
Als Kind haben wir wilde, unbegrenzte Träume. Dann werden wir erwachsen und vernünftig – und bewundern nur noch Menschen mit Visionen aus der Ferne. Doch wohin verschwinden die Träume unserer Kindheit? Bas Kast, den Sie vielleicht als Ernährungs-Bestseller-Autor kennen, hat mit diesem Werk sein erstes Kinderbuch geschrieben. Das sich jedoch in Wahrheit für Leser und Leserinnen jedes Alters eignet. Gerade für solche, die erwachsen und vernünftig sind.

The Fabulous: *www.thefabulous.co*
Wer keinen großen Lebenstraum verwirklichen will, sondern einfach von einem entspannten Alltag träumt oder davon, sportlicher zu sein, dem könnte die Coaching-App »The Fabulous« helfen. Sie unterstützt dabei, neue und bessere Gewohnheiten und Routinen in den Alltag zu integrieren. Das kann simpel losgehen, etwa mit einem Glas Wasser

am Morgen, und sich dann steigern, etwa hin zu regelmäßigen Sporteinheiten oder zu Morgen- und Abendritualen. Die Premium-Version der App kostet je nach Abodauer monatlich zwischen knapp fünf und 15 Euro.

ANHANG

Beratende Expertinnen und Experten für Selbsttests und Trainings

Kapitel 1

Selbsttest und Coaching: Der Berliner Psychotherapeut Thorsten Padberg arbeitet in seiner verhaltenstherapeutisch ausgerichteten Praxis häufig mit Angstpatienten. Außerdem bildet er Verhaltenstherapeuten aus. Sein Buch »Die Depressions-Falle. Wie wir Menschen für krank erklären, statt ihnen zu helfen« ist bei S. Fischer erschienen.

Kapitel 2

Selbsttest und Coaching: Mirriam Prieß ist Ärztin, Psychotherapeutin, Autorin und Coach mit Themenschwerpunkt Konflikt- und Stressmanagement. In ihrem Buch »Das Dialogprinzip« beschreibt Prieß, wie man durch den guten Dialog mit sich selbst und mit anderen zu innerer Stärke findet.

Kapitel 3

Selbsttest und Coaching: Cordula Nussbaum ist Coach und Trainerin und beschäftigt sich seit zwanzig Jahren professionell mit dem Thema Selbstmanagement. Sie hat inzwischen 21 Bücher geschrieben, darunter »Geht ja doch! Wie Sie mit 5 Fragen Ihr Leben verändern«.

Über die Autorinnen der Checks und Coachings

Anne Otto, Diplom-Psychologin und Journalistin, war nach dem Studium zunächst einige Jahre als Psychologin tätig und arbeitet heute als Autorin mit Schwerpunkt auf Psychologie- und Wissenschaftsthemen. Sie schreibt außerdem Sachbücher. Für SPIEGEL WISSEN und SPIEGEL COACHING konzipiert sie unter anderem Checklisten und Coachings.

Carola Kleinschmidt studierte Diplombiologie, bevor sie in den Wissenschaftsjournalismus wechselte. Psychosoziale Gesundheit wurde ihr Schwerpunktthema. Inzwischen hat sie zehn Sachbücher rund um die Themen Burn-out-Prävention und berufliche Entwicklung geschrieben und ist mit großer Leidenschaft als Speakerin und Coach zu diesen Themen unterwegs. Sie schreibt auch für SPIEGEL WISSEN und SPIEGEL COACHING.

Maren Keller hat Kulturwissenschaften studiert und arbeitet als Redakteurin für das Ressort Leben des SPIEGEL. Sie schreibt außerdem für SPIEGEL WISSEN und SPIEGEL

COACHING über Psychologie- und Alltagsthemen. Ihren eigenen Lebenstraum hat sie sich bereits vor einiger Zeit erfüllt: Sie ist aus der Stadt ins Grüne gezogen.

So erreichen Sie Ihre Ziele!

Die beliebten SPIEGEL-Coachings neu zusammengestellt und erstmals als Taschenbuch:

- *Ich fühl mich wohl – Ziele erreichen, Gewicht halten, mehr bewegen*
- *Ich kenne mich – Emotionen verstehen, Kindheit entschlüsseln, Menschenkenntnis verbessern*
- *Ich schaff das schon – Krisen überwinden, Stress reduzieren, zu Hause wohlfühlen*
- *Ich komm weiter im Job – Stärken erkennen, Blockaden lösen, Veränderungen meistern*
- *Ich bleib fit im Kopf – Gedächtnis trainieren, geistig jung bleiben, erfüllt leben*
- *Ich lebe bewusst – Entspannt fasten, digital entschleunigen, nachhaltig leben*

Die Coachings bieten schrittweise Anleitungen für zu Hause, samt Selbsttests zur Einschätzung der eigenen Stärken und Schwächen, Hintergrundwissen und vielen praktischen Übungen für den Alltag. Egal, welches Ziel Sie erreichen möchten, mit diesen thematischen Trainingsprogrammen wird Ihr Vorhaben Wirklichkeit!